活力膝关节

骨关节炎及膝关节置换、损伤与手术后的120个练习

（第6版）

原　著　约阿希姆·默尔克
托马斯·霍尔斯特曼
主　译　林剑浩　李志坤
译　者　毛明超　刘　强　王锴　张巍
林剑浩　李志坤

北京大学医学出版社

HUOLI XIGUANJIE—GUGUANJIEYAN JI XIGUANJIE ZHIHUAN, SUNSHANG YU SHOUSHUHOU DE 120 GE LIANXI（DI 6 BAN）

图书在版编目（CIP）数据

活力膝关节：骨关节炎及膝关节置换、损伤与手术后的 120 个练习：第 6 版 /（德）约阿希姆·默尔克（Joachim Merk），（德）托马斯·霍尔斯特曼（Thomas Horstmann）原著；林剑浩，李志坤主译 . — 北京：北京大学医学出版社，2021.8（2024.3 重印）

书名原文：Knie aktiv，6ed

ISBN 978-7-5659-2436-1

Ⅰ. ①活… Ⅱ. ①约 ... ②托 ... ③林 ... ④李 ... Ⅲ. ①膝关节 – 关节疾病 – 防治 – 普及读物 Ⅳ. ① R684-49

中国版本图书馆 CIP 数据核字（2021）第 117193 号

北京市版权局著作权合同登记号：图字：01-2018-4383

Title of the original German edition:
Knie aktiv
By Joachim Merk and Thomas Horstmann
6th updated edition

活力膝关节——骨关节炎及膝关节置换、损伤与手术后的 120 个练习（第 6 版）

主　　译： 林剑浩　李志坤
出版发行： 北京大学医学出版社
地　　址：（100191）北京市海淀区学院路 38 号　北京大学医学部院内
电　　话： 发行部 010-82802230；图书邮购 010-82802495
网　　址： http://www.pumpress.com.cn
E-mail： booksale@bjmu.edu.cn
印　　刷： 北京信彩瑞禾印刷厂
经　　销： 新华书店
责任编辑： 冯智勇　**责任校对：** 靳新强　**责任印制：** 李　啸
开　　本： 880 mm × 1230 mm　1/32　**印张：** 7.25　**字数：** 353 千字
版　　次： 2021 年 8 月第 1 版　2024 年 3 月第 2 次印刷
书　　号： ISBN 978-7-5659-2436-1
定　　价： 60.00 元

译者前言

《活力膝关节》内容通俗易懂，系统全面地介绍了膝关节的结构以及各结构的功能作用，图文并茂地讲述了膝骨关节炎的病因及发病症状。书的后半部分更是详细介绍了适合膝骨关节炎运动锻炼的方法，并有替换动作及进阶动作。在目前国内对膝骨关节炎运动治疗方兴未艾的情况下，本书不仅给患者带来福音，也同样为对运动治疗膝骨关节炎不甚了解的广大医疗从业者打开了治疗方式的新大门。

运动疗法是指通过科学的锻炼方法来增强肌肉力量，稳定关节，改善运动协调能力和控制能力，进而减轻患者疼痛和改善患肢关节功能，治疗骨关节炎。其目的是缓解疼痛，延缓疾病进展，矫正畸形，改善或恢复关节功能，减少患者用药和提高患者生活质量。其总体原则是依据患者年龄、性别、体重、自身危险因素、病变部位及程度等选择阶梯化和个性化治疗。

骨性关节炎是中老年人常见的慢性疾病。我国的膝骨关节炎疾病负担位列全球前几位。随着人口老龄化的到来，膝骨关节炎患者的数量急剧上升。膝骨关节炎除导致患者关节疼痛、运动功能障碍、严重影响日常活动与生活质量外，还显著增加全因死亡风险，给患者家庭及社会造成沉重的经济和医疗负担。目前，膝骨关节炎尚无有效的治愈方法。长期以来，膝骨关节炎的治疗策略主要局限于镇痛药物的使用和外科手术治疗，而药物的副作用、手术治疗高昂的费用及术后康复等都使治疗存在一定难度。面对膝骨关节炎治疗的严峻形势，亟需更为经济、安全、有效的替代治疗方法，而该书恰如及时雨般，能给我国与日俱增的患者带来福音。

林剑浩
北京大学人民医院骨关节科

原著前言

“不是因为困难我们才不敢，

而是因为我们不敢才困难。”

卢修斯·阿涅乌斯·塞内卡（Lucius Annaeus Seneca）

我们特意在新版的《活力膝关节》一书出版伊始引用了古罗马哲人塞内卡的这句名言，是想要让您可以更轻松地开始阅读本书，最终开始我们的“活力膝关节”锻炼计划。恭喜您——通过阅读前言，您已经迈出了第一步！

许多膝关节疾病的患者告诉我们，他们小心谨慎、避免运动，却不能长久有效，病症反而越来越严重。人们在持之以恒地改变运动方式、执行有效的自我锻炼计划时，总是缺乏必要的知识，不知道哪些活动才是正确的，而哪些则是增加负荷、加重疼痛的活动。

在这本以实践为导向、包含诸多练习建议的书中，我们多年来治疗膝关节疾病患者、培训医生与理疗师的实践经验将会使您受益匪浅。本书可以激励您迈出这并不艰难的一步，定期进行“活力膝关节”计划。在受伤或已患有关节炎的情况下，这些练习可以扭转膝关节功能丧失及关节周围肌肉退化的状况，避免或推迟手术，或为手术做好最佳准备。我们的练习经过实践检验，可以帮助您在手术后或受伤后很快重新站起来。迄今，本书已经修订了 6 次，这充分证明了我们的治疗策略的有效性，同时显示出我们的“活力膝关节”计划至少和2005年初版时一样具有时效性。收录更符合时代的练习形式是我们的一贯努力，因此在这里增补关于筋膜练习的一章内容（第191页）。这对于“活力膝关节”计划是尤为重要的补充。

敢于尝试，迈开您的下一步，将简短而有效的“活力膝关节”计划安排进您的日常生活中——您将收获更高效的运动与生活质量！

约阿希姆·默尔克　医学博士

托马斯·霍尔斯特曼　医学博士、教授

目录

目 录

目 录

关于“活力膝关节”

为何自发的积极性对于健康越来越重要

背部是最常令我们感到不适的身体部位，而紧随其后的就是膝关节。膝关节疼痛有着种种不同的原因，例如半月板挤压、肌腱过度疲劳或刺激，抑或是关节炎的早期症状。许多疼痛可以通过恰当的练习得到改善甚至消除。但在某些特殊情况下，只有手术才能提供帮助。然而，即便是在术后，在腿部可以重新完全受力之前，膝关节肌肉重建以及关节囊和韧带的稳定都是必不可少的。

究竟什么是骨关节炎（arthrose）？

在希腊语中 arthron 表示关节，词尾的“-ose”表示疾病过程。骨关节炎意味着关节磨损超出了正常程度；此时，不仅是关节软骨，甚至是软骨下骨也可能出现损伤。更多信息请参见第 25 页。

在德国，老龄化日益加剧。1970 年，只有 1/5 的公民超过 60 岁，而 30%的人口不到 20 岁。但在接下来的几十年中，这一情况将发生双重转变：2040 年，居住在德国的公民中有 1/3 将会超过 60 岁，而 20 岁以下的人口数量将比上面的数字减少一半（数据来源：德国联邦统计局）。当前，在总人口中占比最高的年龄群体是 50~55 岁组；而到 2040 年，70~75 岁人群将成为占比最高的年龄群体。这一发展将在国民经济方面产生重大影响。50 岁以上的人群中，有 60% 已确诊患有关节炎，45 岁以上的人群则有 1/3 在某个关节出现炎症症状。60 岁以上的女性患膝关节炎的风险是同龄男性的 3 倍，原因之一是女性的肌群相对较小。

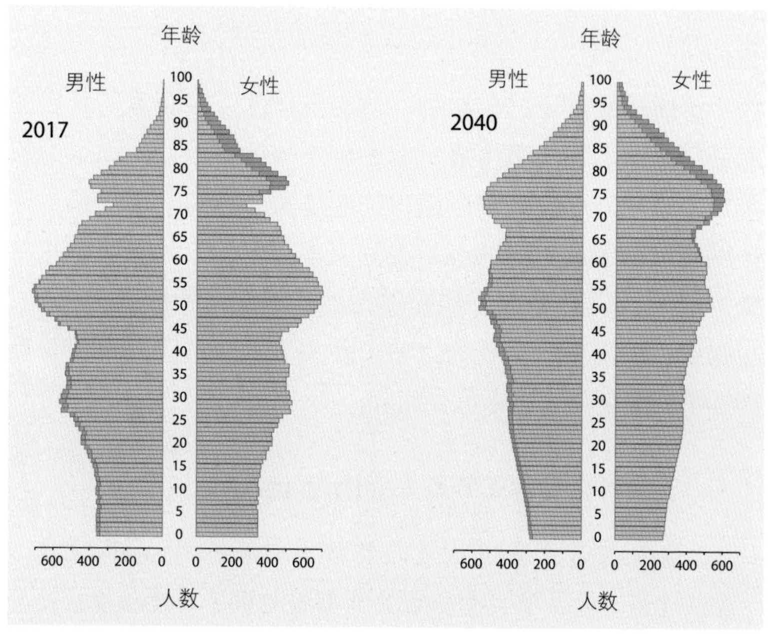

德国社会日趋老龄化：2017 年与 2040 年德国人口年龄结构对比（根据德国联邦统计局数据）

但骨关节炎并不总会引起不适：通过 X 线片确诊患有骨关节炎的成年人中，只有一半抱怨过关节问题。

> “退化”意味着关节表面的磨损，导致关节软骨损伤并引起炎症。

在德国，治疗关节炎以及与之相关的人工关节的运用产生了高昂的费用。所有康复措施中有 42% 是用于治疗骨关节炎患者。现在，德国的医疗保健支出已达到国民生产总值的 10% 以上；其中“贡献”显著的是退化性关节疾病，平均每年导致了超千万人次的工作日病假。在德国医药市场上有 200 多种用于治疗风湿病和关节炎所导致的疼痛与炎症的不同药物，每年要从医保公司账上划走 2 亿欧元。更不用说这是医生最常开的药物了。

> 此类药物的专业术语叫做“非甾体抗炎药”，缩写为 NSAID。更多信息请参阅第 29 页。

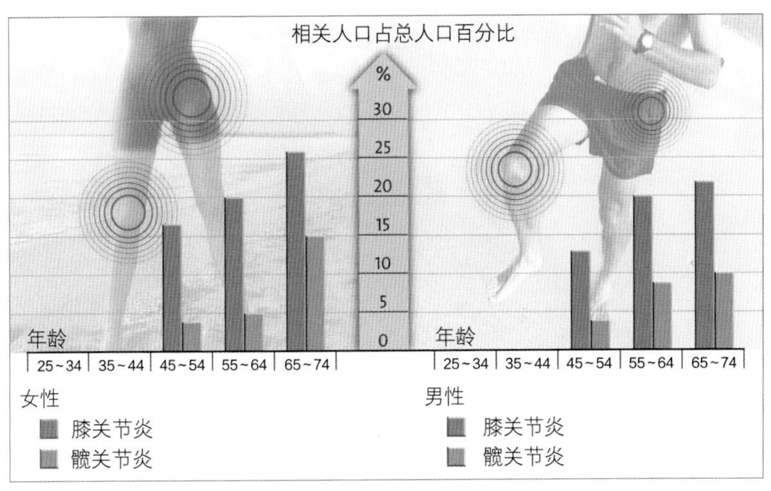

> **关节炎主要是中老年人的疾病：**
>
> X 线片确诊的膝关节炎与髋关节炎在 60 岁以上人群中更频繁出现。

同时，用人工关节代替受损关节的手术数量也在不断增加。目前，全世界的医生每年使用人工关节超过 100 万例。

仅德国每年就有15万例人工膝关节置换，而且这种趋势仍在小幅上升。

人工关节在专业术语中被称为“内置假体”（endoprothes），因为它是植入人体内部的（希腊语中endon表示“在内、内部”）。

鉴于花费巨大与公共卫生系统中的资金缺口，在关节手术后患者的术后护理等方面削减开支将是不可避免的。很长时间以来，参保公立医保的患者很难从医生那里获得充分的物理治疗处方，也难以让医保公司支付相关费用。因此就必须开发并巩固更为经济的新型理疗模式，更多地立足于患者的自身利益之上，即积极地参与保护或恢复关节功能的过程。

关于膝关节炎疼痛的研究证实，对膝关节周围肌肉的锻炼可以提高最大力量与耐力，而且可以同时缓解膝关节症状。通过这种方式，既可推迟关节手术的实施，又可缩短手术与术后治疗所导致的病程。

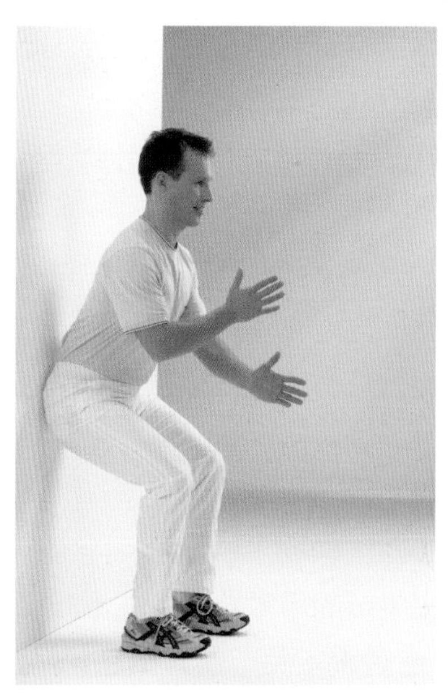

在掌握这些知识的过程中，德国图宾根大学附属医院的运动医学科于1996年成立了髋关节运动治疗小组。这些运动治疗课程每期持续半年以上，适用于无需助行器仍可活动且不必立即接受手术治疗的髋关节炎患者，同样也适用于使用牢固

固定的髋关节假体至少半年，且在没有帮助的情况下可以奔跑的患者。运动医学研究表明，恰恰是这些患者不但非常缺乏肌肉耐力，且存在平衡性问题。持续的髋关节运动锻炼有助于修复这类缺陷：运动减少关节不适，改善平衡，从而提高安全性和生活质量。归功于这些锻炼，假体的使用年限也变长了。

在运动康复治疗中的耐力训练应该如何理解？我们将在第 42 页为您解答。

2002 年秋，由于面对患者的大量咨询，图宾根大学附属医院的髋关节运动项目开始与图宾根工伤事故保险医院合作，做了修改与扩展，以便也能为膝关节炎患者提供这样的运动项目。目前有 700 多名患者定期进行相应课程的锻炼，而且这种趋势仍在上升。

参与运动治疗的前提条件与髋关节运动类似，训练每周一次，12 ~ 15 人为一组，在具备开展运动治疗资格的理疗师的指导下进行。共同练习旨在激励参与者在家中自主地继续练习，并确保他们有足够的身体素质，可以参加体育协会提供的老年体育活动。

动起来——这本书将会助你一臂之力

膝关节运动小组的成功，以及参与者一再表示希望获得实用模板以便在家中练习，都促使我们编写这本书。尽管不是所有受膝关节问题困扰的人都有条件去参加膝关节运动小组，但他们总有时间在家一个人或与同伴一起，按照专家制订的锻炼计划独立进行练习。本书适用于身体条件允许，并愿意尽可能经常（最好是每天）进行锻炼的人。

家中训练

即使您不能参加膝关节运动小组，但仍可定期参照本书的实践部分进行锻炼：前提条件是相同的。因此，我们将从第 57 页开始详细告诉您开始练习之前需要注意的事项。

膝关节功能受限的典型症状是不稳定：膝盖有一种肿胀感，步行、登楼梯或起身时感觉不稳，甚至在膝关节受力时有一种关节侧向“卡住”的情况。

另外，本书也适合非骨关节炎患者，例如那些受到膝关节伤病所导致的交叉韧带撕裂、髌骨或半月板损伤困扰的患者。针对上述情况，手术都是必要的，但在术后，膝关节功能一开始不免受到影响——而运动治疗也可以为这些患者提供更多的灵活性和安全性。

至于关节炎，我们打算先通过一段简短的引言，告诉您它究竟是如何产生的，为何会造成疼痛并限制关节活动，当然也会介绍应如何治疗以及何时进行手术。“膝关节一览”——了解膝关节的构造与机制——可以帮助您更好地理解这些内容，当然也有助于正确地进行训练。

本书的实践内容从“膝关节入门”（单元 A，第 62 页）开始，针对所有受膝关节问题困扰的人群，甚至为膝关节健康的读者提供了通过简单方法及早预防膝关节病症的机会：您可以学到在日常生活中，例如在从坐姿站起、躺下，或是弯腰与提拿东西时，如何保护您的膝关节。同时，您还可以获得如何更轻松地进行下述练习的建议。

在膝关节入门训练结束后，我们将为您呈现 125 种练习

（单元B至I）。这些练习是根据不同的目标，例如拉伸、肌力、改善运动能力、锻炼平衡来安排的，可以相互结合。可以直接实践的简单说明与图片展示了练习的每个步骤。必要时，我们将提示您在练习时应特别注意哪些地方。在本书的附录中（213页），有前十二周一目了然的锻炼计划，向您展示了不同的练习如何组合到一起，让您更轻松地开始每天的锻炼。根据这一模板，您可以自己设计每天15~20分钟的“活力膝关节”练习计划，并不断变换。

> 这就是初学者的锻炼计划。通过字母、数字与不同颜色的标记，您可以轻松地在书中找到相应的联系（参见第215页）

您会发现：规律而持续的练习不仅会增强您的身体健康与膝关节的负荷能力，同时也能提升您对身体与膝关节的感觉，通过对膝关节更友好的日常举止帮助您缓解膝关节的不适。从长期来看，您可以借助这种方式获得身心健康，从而使您充满动力和信心，带着欢乐运动起来。

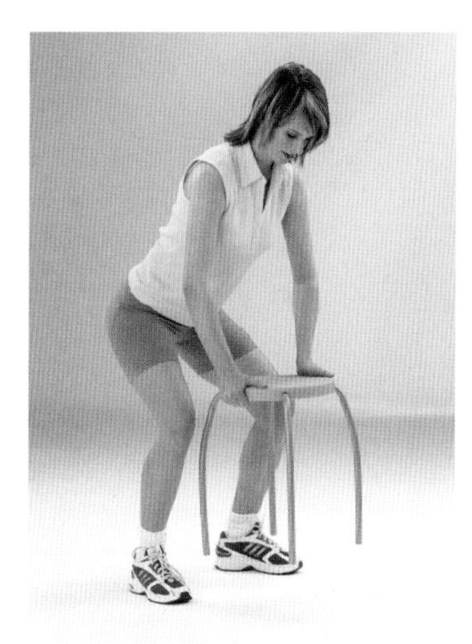

膝关节一览

膝关节是人体最大的关节，它连接小腿与大腿。作为旋转关节，膝关节可在两个平面内进行活动；换句话说：膝关节有两个自由度，既可以进行前后屈伸，也可以在屈曲状态下进行侧方内外旋转。

膝关节的下述组成结构保证了其稳定性（参见下页图）：半月板、内外侧副韧带、交叉韧带、关节囊、髌骨、关节软骨和肌肉。

半月板

在膝关节中，位于股骨远端内、外侧的两个球形凸起（内、外髁）与位于胫骨近端的两个平整的关节面彼此相对。两骨面的形状并不严格匹配，二者间只存在两处点接触。

内、外两块月牙形半月板在此承担着增加股骨与胫骨间的接触面积，降低接触应力的功能。它还增加了膝关节的稳定性：在膝关节处于屈曲状态时，它能够像制动垫片一样发挥作用，防止股骨在胫骨上过度前移，并支撑膝关节的旋转运动。此外，半月板还能够扩大膝关节的承重面积以降低其承重负荷，并起到缓冲震荡的作用。

> 半月板具有缓冲功能，可将膝关节的峰值压力降低约一半，从而减轻关节软骨的压力。

侧副韧带

膝关节外围由竖直分布的外侧副韧带与内侧副韧带加以稳定支撑。当关节处于伸展状态时，侧副韧带处于最大限度的绷紧状态，当其屈曲角度大于30° 时，侧副韧带处于放松状态。除了提供膝关节侧向稳定性外，侧副韧带的另一主要

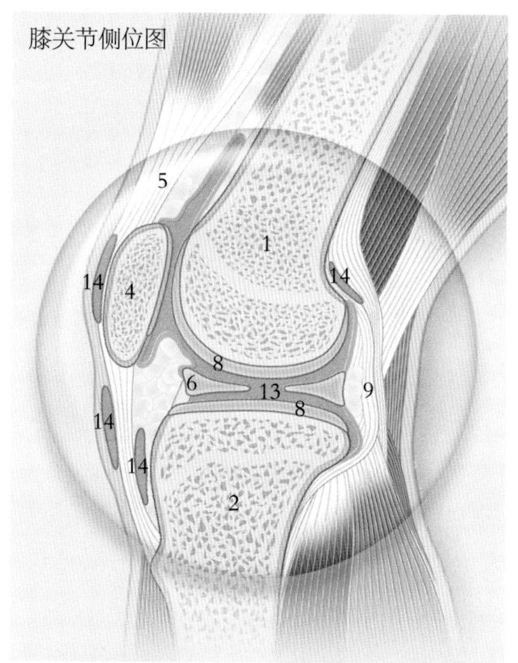

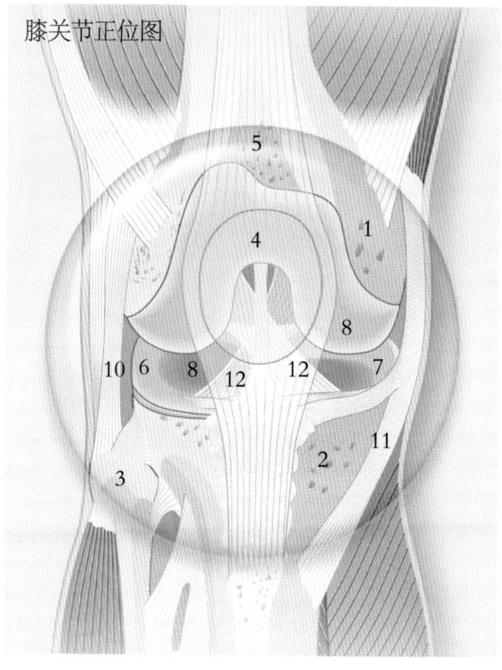

膝关节结构复杂，包括众多组成部分：股骨（1），胫骨（2），腓骨（3），髌骨（4）与股四头肌腱（5），外侧半月板（6）与内侧半月板（7），关节软骨（8），关节囊后部（9），外侧副韧带（10），内侧副韧带（11），交叉韧带（12）。正位图中未显示的结构：充满滑液的关节腔（13），关节滑膜（绿色），关节囊（14）

功能是限制膝关节的外旋。其中，内侧副韧带与关节囊及内侧半月板存在大片粘连区域，经受侧向应力时容易断裂。

交叉韧带

膝关节内部由前、后两束交叉韧带加以连接固定。它们将股骨和胫骨的关节表面相互连接，并在关节内部形成十字形交叉，“交叉韧带”一名便来源于此。交叉韧带的主要功能在于防止胫骨在膝关节屈曲即侧副韧带松弛时向前或向后移动，以此预防关节脱位。另外，交叉韧带也限制了小腿侧方运动（特别是向内运动）的范围，具有避免膝关节扭伤的作用。

关节囊

在膝关节这类负荷较重的关节中，通常分布有充满滑液的关节囊，以起到进一步润滑减震的作用。

包绕于膝关节外侧的结缔组织囊可为其提供额外保护，避免不当运动造成的损伤。关节囊由粗糙纤维组成，其内部衬贴有一层光滑黏膜，称“关节滑膜”。关节囊由若干韧带稳固支撑，它们或紧贴关节囊壁，或与其粘连共生（其中也包括内侧副韧带，参见第 11 页插图）。

髌骨

髌骨是一块籽骨，位于股骨下端前方，其前侧与股四头肌腱粘连共生（参见第 11 页插图）。这一方面起到固定肌腱位置的作用，另一方面，髌骨也能将大腿肌肉的力量更有效地传递到小腿。如果只有肌腱而没有髌骨，肌肉力量将会在转化过程中迅速损耗。

髌骨形状呈一个朝向后方的不对称三角形，其边缘恰好与股骨上的凹槽相对应，以保证髌骨在膝关节屈伸时于股骨滑槽内平滑滑动。

当膝关节前移时，髌骨可起到防止过度伸展的制动作用。此外，它还能为关节内部提供保护。

关节软骨

所有作为关节构成部分的骨表面——包括髌骨背部、股骨关节面和胫骨关节面均覆盖着一层光滑的薄软骨。关节软骨在关节负重时，能像减震器一样发挥保护作用，并能在运动时与关节液（一种由关节滑膜分泌并填充在关节腔中的黏稠液体）一起减少摩擦。

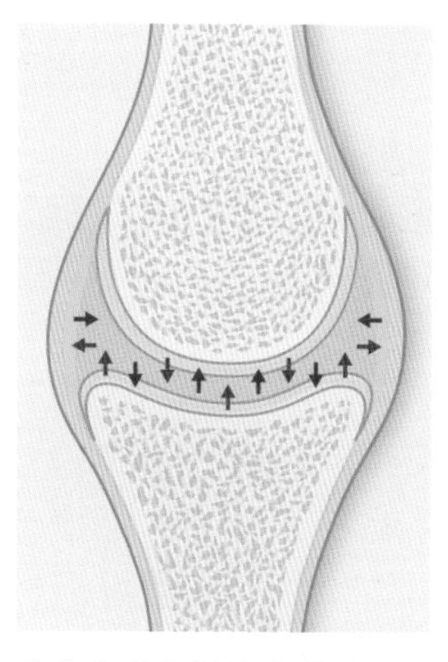
关节软骨的新陈代谢过程：营养供应（红色箭头）和“废料”代谢（紫色箭头）经由关节滑膜进行

软骨中不存在血管，故其营养供应需以供血充足的关节滑膜为中介。关节滑膜中的营养成分首先转移到其所分泌的关节滑液中，再通过滑液渗入软骨层内。与此同时，软骨代谢废物则与用旧的关节液一同经由关节滑膜被运走。这一营养供应及废物代谢过程称作“扩散”。每一次运动都会导致新鲜滑液的分泌，从而达到润滑关节、对关节腔中储存的营养成分进行再分配的效果；而如果缺乏运动，软骨就会“营养不良”。这就是关节运动和负重对于软骨的功能维护和寿命保持为何如此重要的原因。

珍贵的软骨

软骨一类的身体组织在受伤后的再生能力很低。一旦软骨组织受到损害，离关节疾病就不远了——这一点我们之后还会提到。

肌肉

根据其功能的不同，膝关节肌肉可分为三组：伸肌群、屈肌群和旋转肌群。伸肌群包括股四头肌（由四块不同的肌肉组成），半腱肌和腓肠肌则属于屈肌群（右图）。半膜肌与缝匠肌负责关节的内转，股二头肌负责关节的外转。

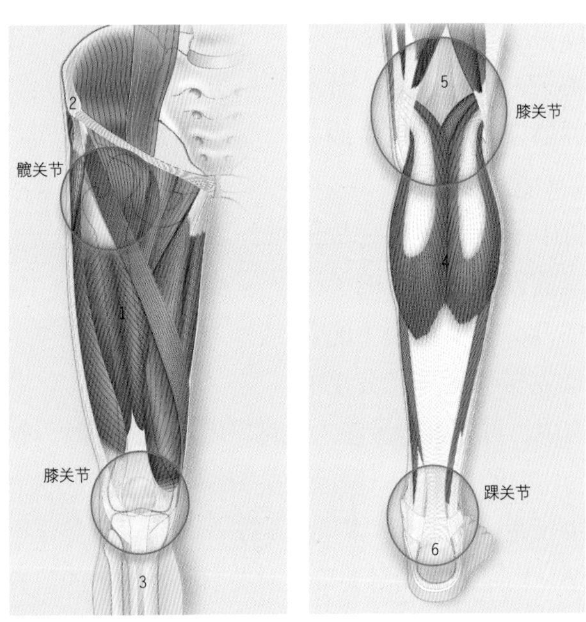

一块肌肉服务于两个关节。左图：作为大腿前部肌肉一部分的股直肌（1），起始于髋关节附近的骨性突出（2），终止于膝关节下方的胫骨（3）。右图：腓肠肌（4）从股骨（5）下端延伸至跟骨凸起（6）

> 大腿前部肌肉（股四头肌）是我们体内最大的肌肉之一。

如果您查看这些肌肉的起止部位，就会发现它们大部分跨越两个关节。例如，作为股四头肌组成部分之一的股直肌便始于髂骨（髋关节附近的骨性突出），沿着股骨的方向向下生长，最后延伸为肌腱（向髌骨内生长），越过膝关节到达胫骨前缘。也就是说，该肌肉跨越了髋、膝两个关节（上页左图）。

腓肠肌则继续从膝关节延伸到踝关节。它始于股骨内、外侧髁，沿着胫骨和腓骨在膝关节后方延伸，经过跟腱，最终附着到脚跟隆起处（上页右图）。

为何需要深入了解解剖学

了解这些解剖结构对于运动疗法以及您个人的锻炼都很重要，因为这意味着，您不应只单独锻炼膝关节，也应同时注重其他关节的锻炼，例如髋关节和踝关节。鉴于这一事实，本书在接下来的实践部分中给出了一系列相关锻炼作为指导。

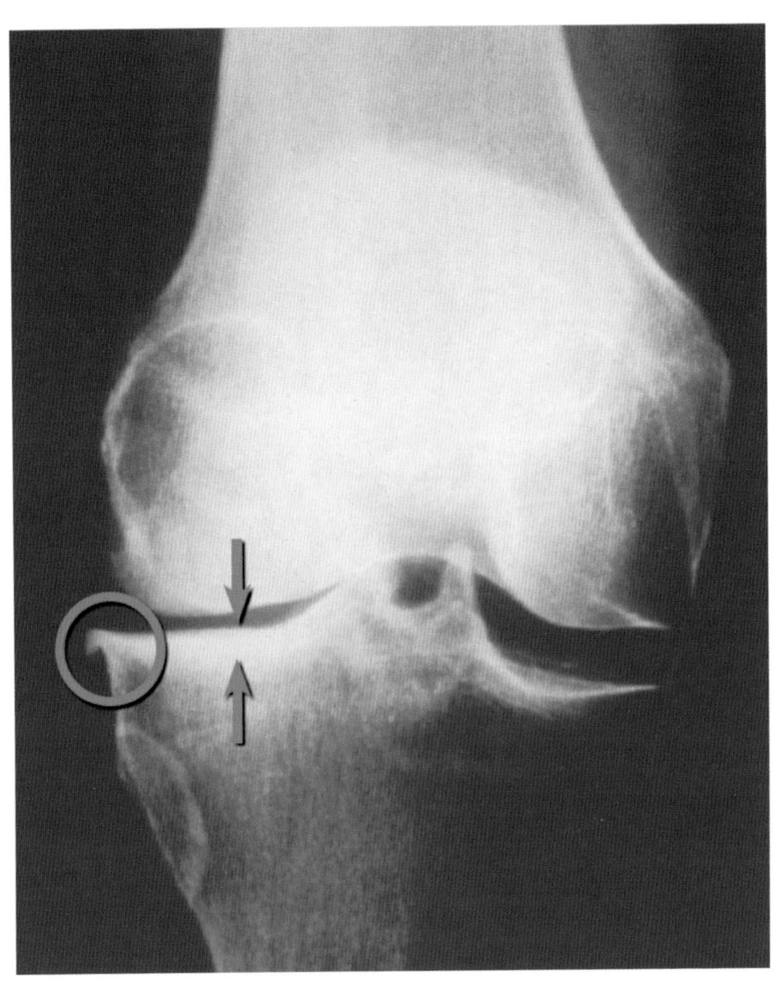

关于本 X 射线图像的说明请参见第 28 页

关节磨损：膝骨关节炎

最常见的膝关节疾病——骨关节炎

2015 年 11 月，柏林罗伯特·科赫研究所（Berlin Robert Koch Institute）发布了德国健康报告，其中包括针对德国人肌肉与骨骼系统患病状况的调查及相应的统计数据。调查结果显示，膝骨关节炎是运动系统中最常见的退行性病变。在所有骨关节炎手术中，约有一半与膝关节有关（另请参阅第 33 页的插图）。令人惊讶的是，许多人不止一个关节发生了病变，而是存在若干关节多发的现象。该现象在老年人群体尤为突出：通常情况下，老年人的关节病变数不少于 3 个，甚至可多达 6 个以上。

为什么膝关节会如此容易磨损？这一方面与其精细的构造以及相对复杂的运动机制有关；另一方面，膝关节几乎承受了我们的全部体重，在跑步和跳跃时，其承重甚至会成倍增加。

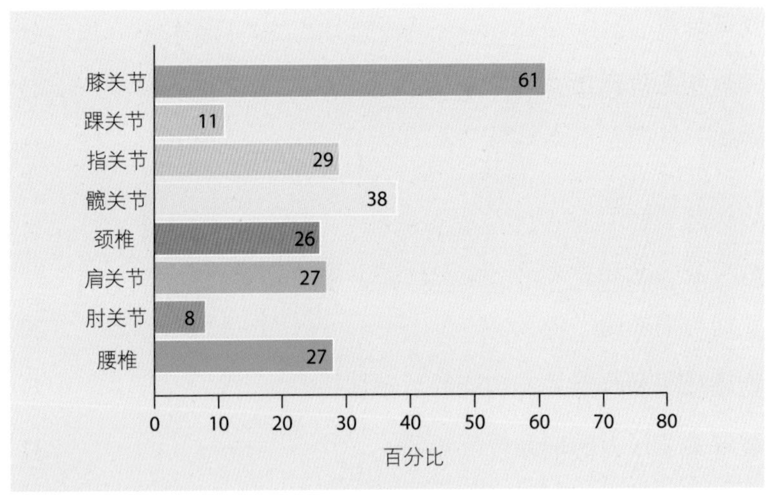

如图所示，最常患上骨关节炎的是人体的两个大关节——膝关节和髋关节，因为它们的负荷最大，且承担了大部分体重。

关节磨损是怎样发生的

众所周知，骨关节炎是一种由磨损导致的关节退行性病变。病变起初发生在软骨，随后也会蔓延至骨骼。在多数情况下，这种变化最初是“缓慢”发生的，不会引起人们的注意。

缺乏运动加剧关节疾病：一个恶性循环

随着骨关节炎的恶化，疼痛也通常会随之加重。为了缓解这种疼痛，一般人会采取保护措施，也就是说尽可能地减少受累关节的负担，导致其得不到充分活动。这会造成严重的后果：一方面，软骨仅在活动时才会有营养供应，所以减少活动会导致软骨营养不良，引起更多的软骨细胞死亡；另一方面，如果增加健康侧关节的使用而减少病侧关节的使用，随着时间的推移，双腿或手臂肌肉会失去其正常平衡。这是因为肌肉只有经常使用才能保持强健，因此关节炎一侧肢体会出现明显的肌肉萎缩，这会显著损伤肢体运动的协调性。这一点在膝关节和髋关节患病时表现得尤为明显，但在踝关节患病时也能观察到同样的症状。这时，平衡能力会明显退化，代偿性的保护姿势则会增加受累关节承受的压力，从而进一步加剧疾病进展，其直接后果便是关节炎的恶化。

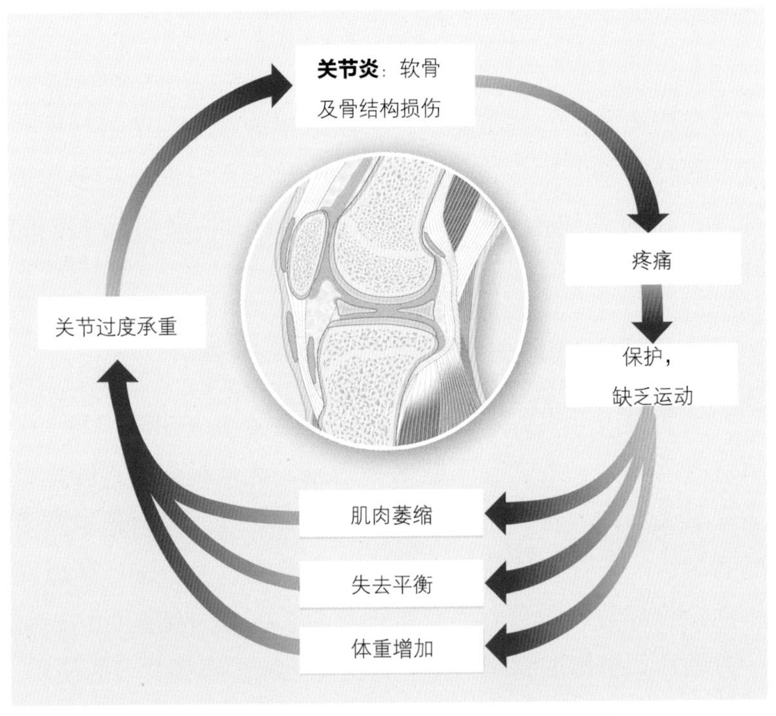

关节炎恶性循环：代偿姿势及肌肉萎缩使病情持续恶化

滴水穿石

持续多年的机械应力会损伤位于关节表面的保护性软骨层。由于软骨细胞只能在有限范围内再生，所以软骨层会逐渐变薄，软骨组织会变得粗糙、出现裂缝并失去弹性。现在，软骨已不再能够起到减震器和压力分配器的作用，关节表面也不再能够“像涂了润滑油一样”光滑地相对滑动。压力和摩擦的增加最终会侵蚀并破坏骨骼（参见下页图）；关节会产生疼痛反应，其灵活度进一步受限。

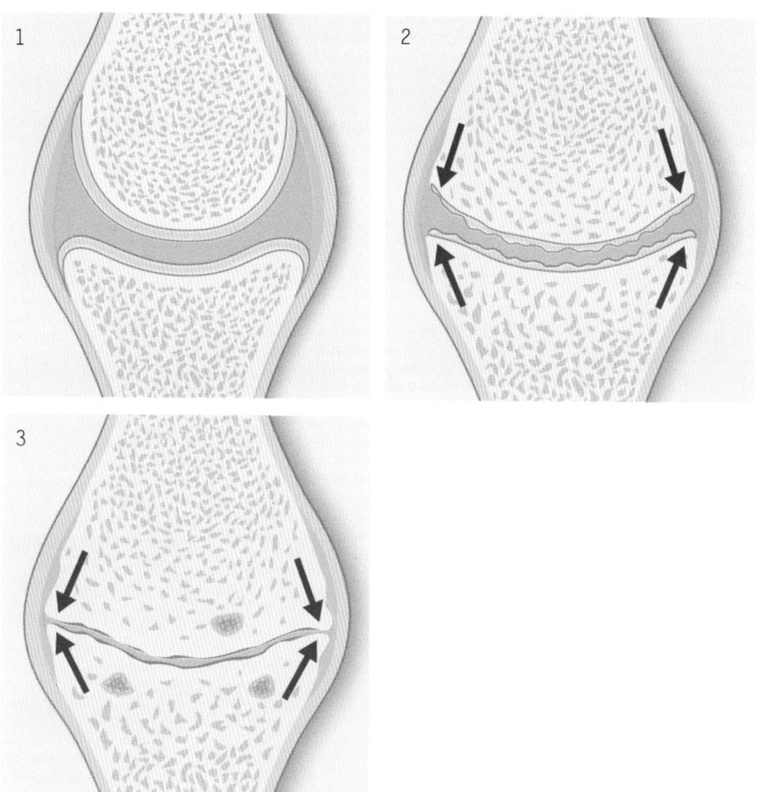

由骨关节炎引发的关节损伤：在健康关节中，一层光滑的软骨层（蓝色所示）保护着骨骼（1）。软骨的磨损会导致软骨层逐渐变得薄而粗糙。随着时间累积，会出现更严重的软骨损伤。随着负重增加，未受软骨保护的骨结构会逐渐致密化，其中的钙质会发生沉淀。为扩大关节面积，关节边缘会有骨刺（红色箭头）（2）。若该疾病发展至晚期，软骨可能会完全消失，关节腔明显缩小（3）

“沉默”与“激活”的关节炎

由于软骨组织中没有传递疼痛的神经纤维，单独的软骨磨损并不会产生疼痛。医生将其称作“休眠”或“沉默”的关节病。只有当关节出现炎症反应时，才会产生疼痛：受损的软骨层释放出一些物质，这些物质会加剧软骨侵蚀并刺激关节滑膜。

随后，滑膜免疫系统又会将滑液中脱落的微小软骨和骨颗粒视为异物，并试图借助免疫细胞和某些炎症因子来消除它们。这些复杂的过程导致关节滑膜发生炎症，并产生疼痛、肿胀的反应，有时患病关节还会出现发热症状——此时，关节炎就被“激活”了。

骨关节炎的典型症状

初期症状

- 体位改变性疼痛：在久坐或长时间平躺后，关节就像“锈住”了
- 压力性疼痛：一种在受压时会增强的轻微疼痛
- 疲劳性疼痛

晚期症状

- 持续性疼痛
- 肌肉疼痛：源自控制和稳定关节的肌肉

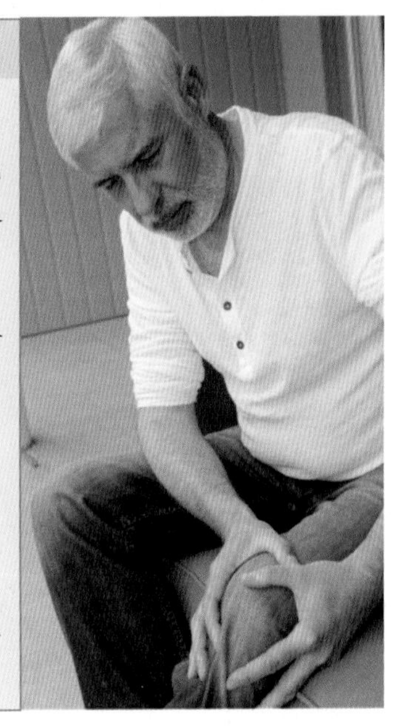

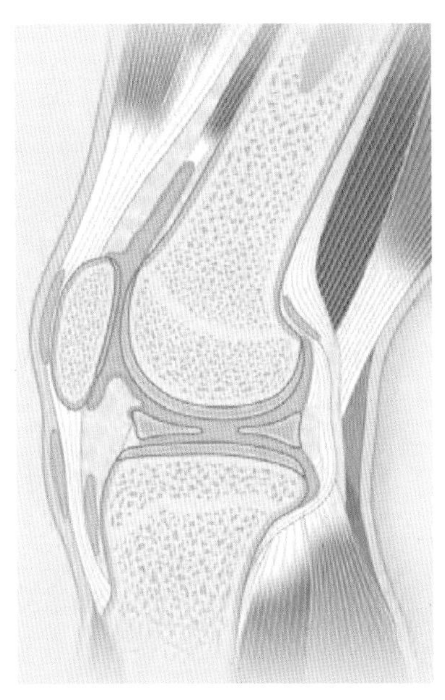

膝骨关节炎的病因

膝关节疾病既会影响到股骨和胫骨之间的关节面——在此进一步影响关节内侧与外侧，也会影响到股骨和髌骨之间的关节面（髌股关节）。磨损在何处产生，主要取决于致病病因。最主要的病因包括关节错位、关节负荷不当、外伤、炎症及遗传。

髌股关节炎的患病年龄通常更低，主要会对患者起立、抬举重物、爬楼梯和跳跃造成不利影响。可能的致病病因包括先天性畸形或由大腿肌无力导致的髌骨侧方外移。

先天性或获得性畸形

骨关节炎通常发生在膝关节的一侧，即要么在膝关节内侧，要么在膝关节外侧。在第一种情况下（膝关节内侧骨关节炎），小腿轴线逐渐偏向内侧，变成O形腿；在第二种情况下（膝关节外侧骨关节炎），小腿轴线逐渐偏向外侧，变成X形腿。与此相反，先天性的O形腿或X形腿都是先有畸形，后出现内侧（O形腿）或者外侧关节炎（X形腿）。获得性畸形则可能是由骨折、半月板损伤或韧带撕裂引起的；

在“骨折和关节损伤”一节中可以找到更多相关信息。

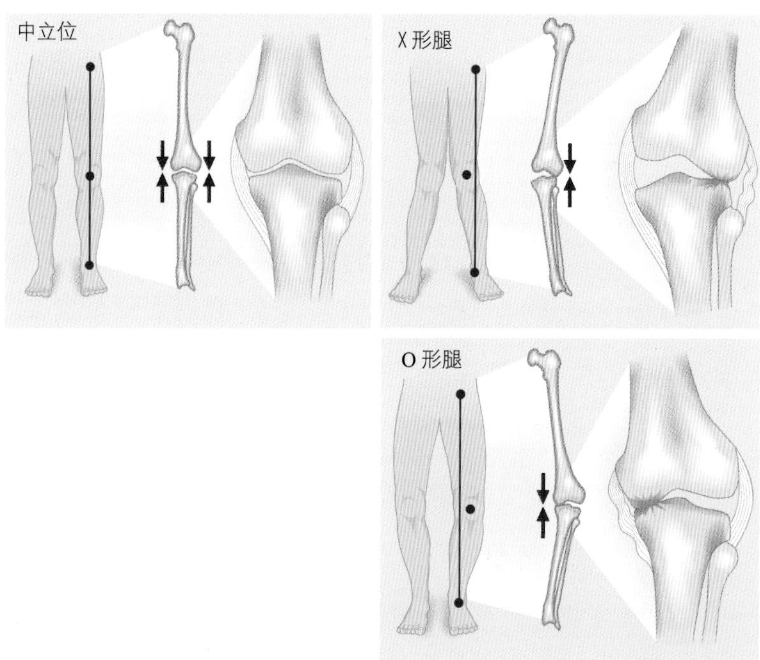

关节畸形不会毫无后果：体重不会像在正常状态下一样落在“理想运动轴”上并通过膝关节中心传递到脚部，而是会经由膝关节外侧（X 形腿）或内侧（O 形腿）传递。长此以往，这会导致膝关节一侧磨损以及韧带损伤

异常负重

每个关节都有一个“理想运动轴”，当关节处于该位置时，受力能够均匀分布在关节的不同区域。如果关节的实际位置偏离这一理想轴，那么某些关节区域的受力便会增加。这些位置的软骨磨损会更加严重，从而引发骨关节炎。

不过，会导致骨关节病变的不仅是过量负重，还有对腿部的长期保护（例如为了避免疼痛），因为这自然会增加另一侧腿软骨和骨质结构的压力。另外，承受极限运动负荷的人（例如职业足球运动员或高山滑雪运动员）或从事需长时间屈膝或蹲伏工作者（例如铺瓷砖工人、瓦工或园丁）患骨关节炎的风险也会增加。

超重

在承受额外重量时，所有负重关节的受力皆会增加，其中受影响最大的便是膝关节。不过，单纯的超重并不会导致膝骨关节炎的发生，但若伴随有关节受损或畸形等状况，膝骨关节炎的发生概率则会大大增加。

骨折和关节损伤

关节的任何形变皆会影响其功能。如果骨折后骨断端不能精确对合、良好愈合，那么哪怕不足 1 毫米的间隙就足以引发骨关节炎。半月板损伤或半月板切除术后 15 年左右会产生膝骨关节炎。同样，由韧带损伤等原因造成的关节不稳也会增加软骨的机械磨损程度，因为关节不能够再继续灵活工作了。

关节腔内出血也会带来负面影响：血细胞分解时，会形成侵蚀性的终产物，它们会对软骨层造成永久性破坏。

炎症

过量承重可能会加剧关节软骨某些位置的磨损，但也有一些疾病是系统性疾病，会攻击或削弱整个软骨组织。在这种情况下，骨关节炎通常是其发展到晚期的结果，细菌性关节炎、类风湿关节炎和代谢性疾病（例如痛风）皆属此类。

一方面，细菌可以通过伤口或关节附近的注射直接进入关节液；另一方面，它也可以通过血液循环系统间接进入关节液并在此进一步扩散。这些细菌会触发关节的免疫防御系统，引起关节炎症反应。由此产生的脓液中含有许多对软骨“有毒”的物质，这可能对软骨造成不可修复的损害，直至其完全被破坏为止。幸运的是，这类化脓性细菌性关节炎的发生概率很低。

类风湿关节炎是免疫系统疾病。简单地说，免疫系统错将自身的关节滑膜细胞当做病原体等异物并对其发起攻击。身体针对自身组织产生免疫反应——这便是“自身免疫性疾病”这一术语的由来。结果，关节滑膜细胞便会产生炎症，该炎症会逐渐扩散至关节腔并且对软骨甚至骨骼产生侵蚀作用。

痛风是代谢性疾病，致病原因通常是遗传性因素和肾的疾病。患者的肾功能先天失调，无法将尿酸分泌量控制在适度范围内，这会导致身体无法利用的多余尿酸以晶体的形式沉积在关节中并引发炎症，从而进一步影响软骨。

重要提示

遗传因素也可能是（较早发病的）骨关节炎的病因。骨关节炎本身不具备遗传性，遗传因素只不过会增强其易感性。也就是说：如果母亲或父亲一方患有骨关节炎，孩子不一定会发展成骨关节炎。起决定作用的是本书中所描述的其他因素。

医生如何诊断

如上所述，骨关节炎早期通常没有症状表现（“沉默”），甚至连膝关节局部都没有症状，只是偶尔会出现疼痛或僵硬感。

部分患者会对寒冷或天气变化特别敏感，另一部分患者则感到膝关节不知怎么变得无力了。逐渐会有一种无法精确定位（弥散性）的疼痛，尤其是在负重时。有时，只有在大量运动后才会有明显痛感，运动停止后疼痛便得以缓解。在对症状进行初步了解后，医生会询问您一些特定问题（关键词：“压力性或疲劳性疼痛”）。

如膝关节出现肿胀及发热现象，那么积液已经形成，可能需要采取特定措施予以治疗，如抽吸关节积液检查以及高强度的抗炎治疗（更多内容见第 29 页）。根据病情，医生可以通过体检或借助超声波来确定这种积液是否形成。可以明确的是，这类症状的出现表明关节炎已被“激活”了。当关节炎处于沉默期时，尽管 X 线片已经有一定的症状显现，但如果进行适量运动（例如按照我们的练习指导进行锻炼），依然可以将疾病长期控制在“制动”状态。不过，当关节炎已被激活后，则必须先通过治疗平息炎症，然后才能进行缓慢而谨慎的练习。

> 其他成像方法（例如 CT、MRI 以及关节镜检查）可在遇到特殊病情时使用。

部分患者的关节病变已经肉眼可察。由于这种关节变形通常会带来疼痛，患者个人必然会对此有所觉察。不过在这时，关节炎已经进一步恶化了——关节囊已经硬化，关节边缘形成了典型的骨刺，这些都可以在 X 线片检查中看到。经验

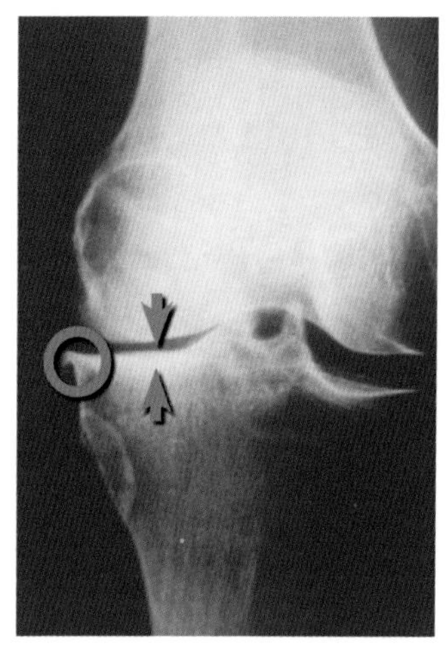

除病史和体检结果外，对医生来说最可靠的诊断依据是X线片，通常采用两个体位进行拍摄，且同时会从斜方位对髌骨进行拍摄。这幅正位X线片呈现的是一个已发生明显骨关节炎病变的膝关节（彩色标记）：典型的骨刺（圆圈所示位置）、关节腔变窄（上方箭头）和骨结构致密化（下方箭头）

丰富的关节外科医生会发现更多变化：大腿肌肉缩短或萎缩，腿部轴线偏移或关节部分脱位——相应的关节已经不能再严格对接。

治疗：从支具到手术

根据膝骨关节炎的进展及其对患者的影响程度，可以考虑采用保守疗法或手术治疗。只要情况允许，医生将尽可能优先采取保守疗法来缓解疼痛，改善关节活动度和行走能力，提高患者的生活质量。同时，治疗也应起到延缓疾病进展的作用。

作为一个集合概念，保守治疗将所有非手术疗法囊括在内，包括药物治疗、物理疗法及使用辅助矫形器具。手术治疗则可分为保留关节、加强关节以及置换关节三类不同干预措施。

在开始治疗之前，请向医生咨询。他会告诉您有关您的疾病、病因和病程以及治疗方案的信息。

止痛与消炎药

药物治疗的主要用途在于缓解膝关节的疼痛以及对抗炎症。可选择的药物种类是多样的，根据不同的使用方法，它们有的作用于全部机体，有的则仅仅在局部发挥作用。非甾体类抗炎药［NSAIDs，包括双氯芬酸、布洛芬或吲哚美辛（消炎痛）等药物］的止痛与消炎效果尤佳。第 30 页的表格总结了各种药物的用法。

非甾体类抗炎药

治疗类风湿关节炎的药物，也可用于治疗骨关节炎和其他炎症性疾病。非甾体类抗炎药不含类固醇，即与可的松无关。它们也被称为抗炎药，同时具有镇痛作用。

物理疗法和改善关节功能的运动训练

物理疗法指的是所有通过物理（自然）手段和方法来支持或加速患病或受损组织恢复的疗法，例如运动、按摩、热疗或电疗。

运动、热疗（泥浆、沼液、石蜡）和冷疗、电疗（例如离子电渗疗法）、激光疗法、超声疗法以及各种按摩治疗技术的主要目的在于缓解由膝骨关节炎所引起的疼痛。相反，运动训练则旨在增强与拉伸膝关节周围的肌肉，以改善关节的活动度，并保护受损的软骨免于进一步磨损。与先前提到的种种措施不同，运动训练的成功绝不能缺少患者的积极配合。

药物是这样治疗膝骨关节炎的：

关节内注射	
作用方式	有效成分
药物直接注射到关节腔中，仅在关节腔中发挥作用。	• 可的松（高效消炎） • 软骨保护或软骨再生药物（以增强关节软骨，例如透明质酸）
全身疗法	
作用方式	有效成分
药物或通过肠道进入血液（片剂、滴剂、栓剂等），或立即进入血液（肌内注射）并在全身发挥作用。	• 非甾体类抗炎药（镇痛消炎） • 止痛药［止痛，例如对乙酰氨基酚（扑热息痛）］ • 软骨保护或软骨再生药物（例如氨基葡萄糖硫酸盐）
局部治疗	
作用方式	有效成分
将药物涂抹（药膏、喷雾剂）、擦拭（药膏、凝胶剂）或贴膏药在关节部位，使其渗入皮肤起作用。	非甾体类抗炎药（见上）

缓解关节压力的辅助矫形器具

矫形鞋制造商制造的种种鞋具（例如减震鞋跟、鞋底夹层、增高鞋垫和足弓垫等）以及矫形技术人员开发的各种支具和助行器都是治疗关节病的辅助措施。人们已经发现，仅仅是支具与护具的使用便已能够减轻疼痛、改善关节功能。

> 在特殊情况下，使用护具可缓解关节炎甚至可以延缓疾病的进展。

现代矫形技术已经开发了种种用于治疗膝关节炎的支具、护具与其他稳定辅助工具。针对患者的不同需求，技术人员开发了不同硬度的支具（软、半刚性与刚性）以供选择。它们既可以帮助减少不当负重及损伤，也能够部分补偿关节不稳。不同的矫形器具有不同的硬度和设计特征，通过对皮肤和肌肉施加不同程度的机械压力（例如通过钢弹簧或托架）达到稳定关节的效果，进而提高肌肉组织的主动运动与反应能力。

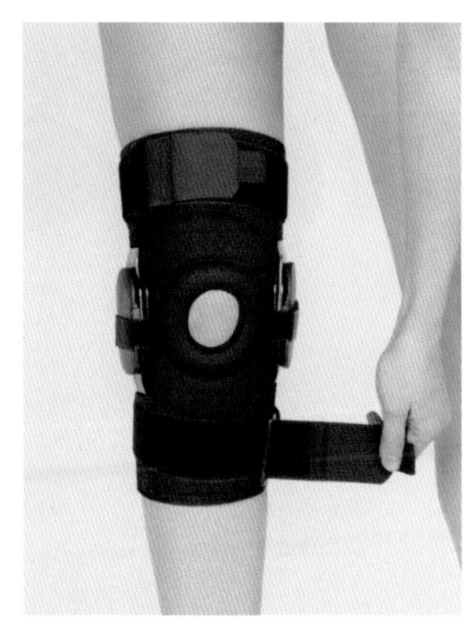

通常情况下，医生会推荐适合您的矫形器。您也可以自己在骨科材料零售商那里购买较简单的护具。

原则上不应长时间穿戴支具或护具，以免膝关节过分依赖外部支撑带来的稳定性。在某些情况下——例如，当您必须在重负荷下爬楼梯时，矫形器可以预防或减轻由关节不稳引起的症状。护膝的弹力纤维在关节屈曲时会收缩打皱，所以不宜在俯跪或久坐时佩戴束缚力较强的护具。

最后的选择：手术治疗

篇幅所限，我们无法做到面面俱到，只能在此简单介绍一下在膝关节炎治疗中最重要的几种手术方案。

对于患有早中期骨关节炎的年轻人，可尝试保留关节的手术疗法，例如通过截骨术来减轻膝关节一侧的机械压力，从而减缓疾病的进展。通过截除膝关节附近的楔形骨，可以纠正下肢的、X 形或 O 形腿（参见 24 页插图）。

病程较长的晚期膝骨关节炎患者则通常需要进行另一种手术：关节置换术。在人工关节置换术中，关节的受损部分会被移除并被置换为人造关节（如若必要，则需同时纠正关节错位）。鉴于其较低的并发症发生率与较高的成功率，人们

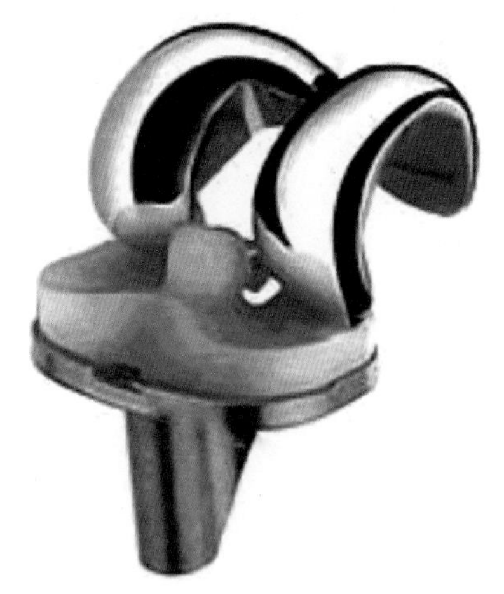

单髁置换术（单间室假体）是对一侧（内侧或外侧的一半关节）被破坏的关节表面进行替换的手术。如果（内外）两侧的关节面都被破坏，则会选择双间室假体（如左图所示）。在两种情况下，韧带都会得到保留。与此相反，全膝关节置换术则会替换掉包括韧带在内的整个关节

通常会选择单髁置换术或全膝关节置换术。这些手术通常适用于晚期膝骨关节炎患者，并能有效消除症状，可显著提高膝关节负荷功能，改善生活质量。

目前，只有在特殊情况下或在关节置换术失败后，才可以进行关节加强术。相反，软骨－骨移植是目前最受青睐的新型膝骨关节炎手术疗法。该手术将小块软骨－骨从膝关节的非承重边缘区域中取出，植入到软骨层破坏严重的位置。但这种方法在晚期关节病中的作用有限，因为其关节内软骨已经大面积磨损，因此很难找到足够的自体健康组织来作为“替代材料”。

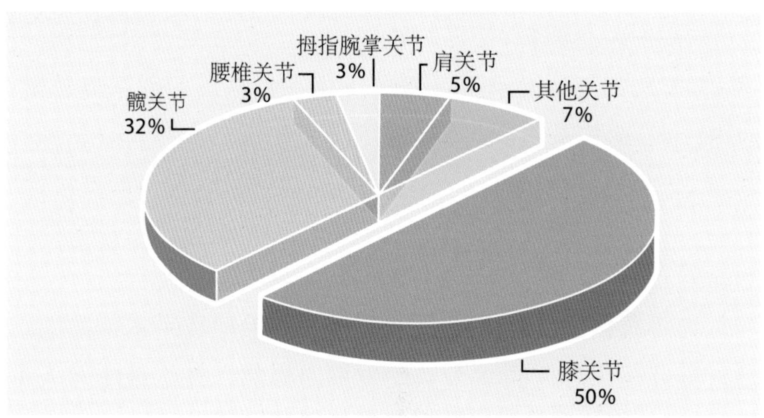

在与关节炎相关的手术中，膝关节炎手术占比最大——这是一项针对65 000名德国关节炎援助组织成员的调查所得到的结果

是否应进行手术的决定依据：

- 膝骨关节炎的病因：若病因为细菌感染，则必须等到感染彻底治愈后才能进行人工关节置换术。
- 病程及发展趋势：骨关节炎发展已达到何种程度，发展速度如何？
- 疼痛及活动受限情况。
- 其他关节疾病：如果其他关节也患有骨关节炎或类风湿关节炎，则可以使用假体缓解症状。
- 年龄：老年患者的假体通常磨损较少，使用寿命更长。
- 一般状况：是否存在任何可能影响手术成功的状况（例如合并症、超重）？
- 职业状况与运动水平：患者所从事的职业或体育活动会使术后关节承受多大负荷？

如何预防膝骨关节炎

为将病情控制在无需诉诸各种保守治疗或手术治疗的阶段，需要尽早预防骨关节炎的发展。当然，并不是所有人都从一开始就知道自己将会罹患骨关节炎。因此，这一论断主要适用于那些“高危人群”，也就是那些罹患膝骨关节炎的风险较高的人。这包括某些特定的职业团体（例如砖瓦匠或建筑工人），竞技运动员，有腿部畸形、膝关节外伤史、关节炎或对关节炎具有遗传易感性的人（请参阅“膝骨关节炎的病因”一节，第 23 页）。

膝骨关节炎的预防措施

您自己可以做什么	医生可以做什么
避免超重或减轻体重	确保膝关节完整且功能完好
健康生活 • 平衡膳食，即摄入富含维生素和纤维的低脂饮食（多摄取水果和蔬菜、全谷物和低脂奶制品，少食肉、香肠和甜点） • 定期运动（如骑行或游泳等不损伤膝关节的运动）	• 治疗关节不稳（例如关节对合不良）以及关节畸形 • 保留或部分切除受损的半月板 • 清除关节内的机械异物（例如软骨或骨颗粒） • 处理关节邻近的骨折时，做到精确解剖复位

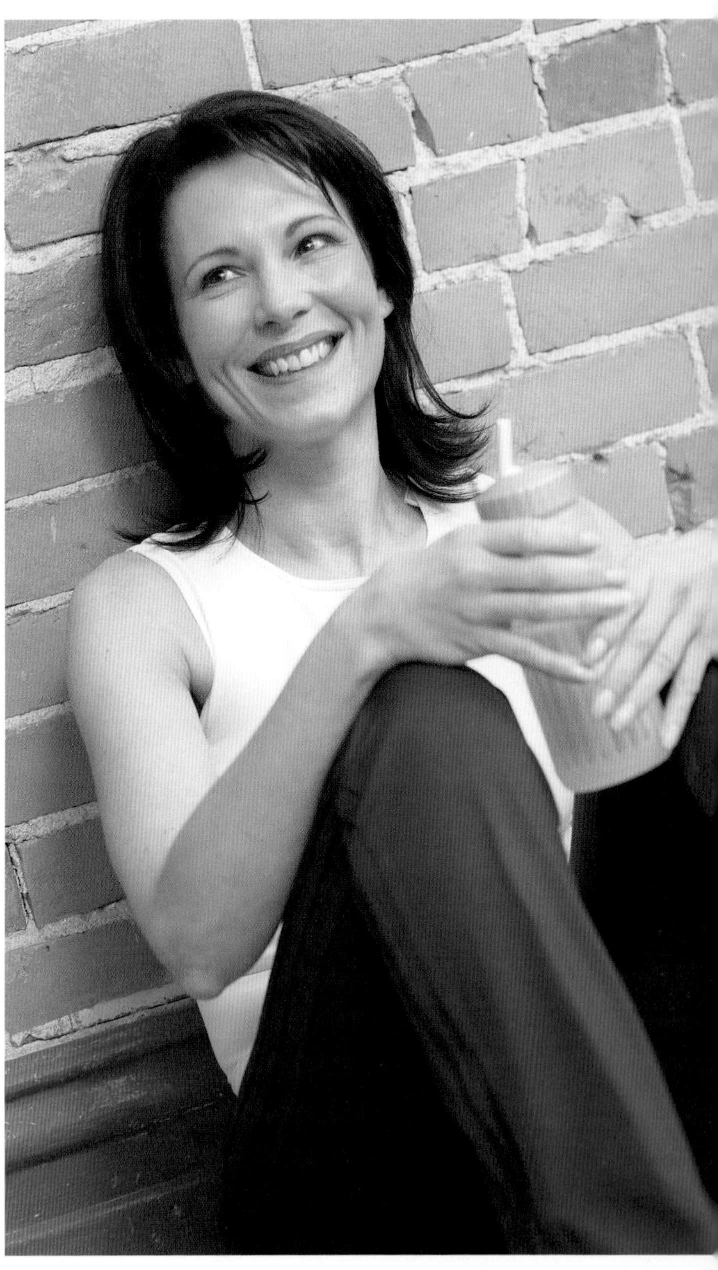

运动对于治疗膝骨关节炎有何作用

为什么运动对骨关节炎如此重要

几年前，对于运动是否能作为抗击骨关节炎的治疗手段，人们依然争论不休。多数医生普遍禁止骨关节炎患者进行运动。对于这种观点，人们可以有保留地予以认同，因为当然并非每种运动都必定对关节病有益且值得推荐。受伤风险高的运动（例如滑雪、踢足球或手球）、负荷过大和单侧肢体受压过大的运动（例如壁球）都会严重危害已患炎症的关节，因此应尽力避免。

然而，与此同时，许多科学研究表明，某些适宜的体育活动对于骨关节炎有很好的疗效，并且也有益于国民经济。从大量研究中可以得知，哪类运动以及怎样的运动计划对于骨关节炎患者是有益的。目前的研究成果主要集中在膝骨关节炎领域。研究还证实，缺乏锻炼及体育活动会对现有的关节炎产生负面影响。

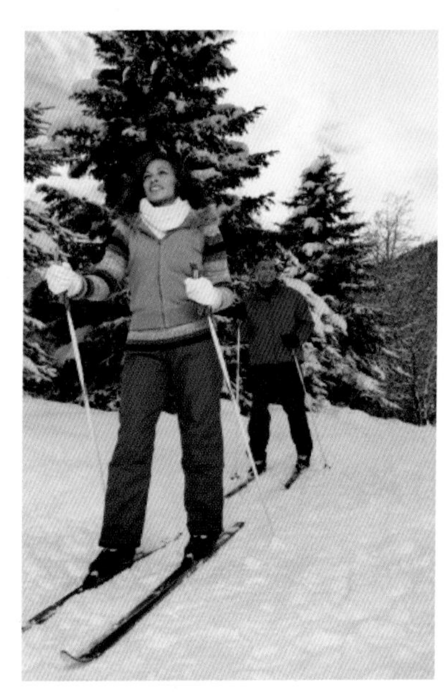

与风险较高、对关节负荷较大的高山滑雪不同，越野滑雪非常适合关节疾病患者

正如第 20 页中的“关节炎恶性循环”所示，疾病的发展会导致疼痛加重，从而进一步影响患病关节的活动。软骨的磨损通常伴随着关节周围肌肉的萎缩。这种力量的减弱——主要体现在所谓的“快速

收缩”的肌肉纤维的减少，也包括关节活动度的降低——会进一步损害关节的协调性。

除了由骨关节炎引起的这种病变外，还存在由年龄增长导致的一般性变化：从 20 岁开始，不进行任何体育锻炼的人每年会损失约 0.5% 的肌肉含量，这些损失的肌肉通常由脂肪代替。随着时间流逝，这种不断加剧的损失首先会表现为关节稳定性和运动系统功能的退化（尤其是稳定关节结构的肌肉）。此外，肌肉力量的减弱过程是不均匀的，这会导致肌肉失衡（不对称）以及肌肉缩短与萎缩等后果——膝关节将无法完全伸展和（或）屈曲。上述症状可以通过特定的、适量的运动有针对性地进行改善。

运动对于缓解骨关节炎有哪些好处？

- 缓解疼痛
- 维持及改善关节功能
- 消除消极心态，在小组训练时多与其他成员交流
- 保持定期锻炼的动力
- 改善运动与生活质量

有许多适合骨关节炎患者的运动项目，其所应满足的基本条件如下：

→ 禁止对关节造成突然的重压；

→ 禁止关节剧烈运动，尤其是大幅度转弯和急停；

→ 禁止对单侧关节施压；

→ 膝关节屈曲程度较大时（屈曲角度大于 90°），受力强度不

应过大（超过最大受力的 65%）；

→ 有节奏的均匀运动，且体力消耗较小。

综上所述，骨关节炎患者不宜从事羽毛球、壁球以及有肢体接触的运动（例如足球或手球等球类运动）。

另外，在选择合适的运动之前，还有一些重要问题需从医学角度加以澄清。作为骨关节炎患者，您应该亲自与医生讨论这些问题：

→ 受累关节周围的肌肉状况如何？

→ 作为骨关节炎激化征兆的疼痛多久会出现一次？

→ 近年来，X 线片上的关节成像有明显改变吗？

→ 作为患者，您最希望选择哪种运动？

→ 您是否曾经（甚至可能已长时间）从事过这项运动？

不少科学研究表明，关节炎主要损害的是肌肉力量、耐力、关节灵活性、步态协调性以及神经－肌肉系统的神经生物电控制。因此，针对骨关节炎患者的体育锻炼计划不仅应以物理治疗为目标，还必须着眼于灵活性、肌肉力量和平衡能力的提高。此外，肌肉耐力和能量代谢也应相应增加，以尽量平衡并减少日常生活中的关节负荷。

神经控制肌肉

神经控制着我们的运动。大脑发出电信号，该信号通过脊髓和其他神经束到达相应的肌肉，促使肌肉纤维收缩或舒张。

这一神经－肌肉系统的控制过程可能会受到关节炎的干扰：患者的肌肉反应速度变慢，跌倒风险增加。

有助于缓解膝骨关节炎的推荐运动

一般的体操运动、适当的耐力训练、游泳和水中慢跑、自行车和功率自行车训练、徒步与越野滑雪都是非常适合膝骨关节炎患者的运动。接下来，我们将详细介绍这些活动对于肌肉与关节的益处以及在锻炼时的注意事项。

体操

体操是所有体育活动的基础，这一点适用于每个从事体育锻炼，尤其是患有关节病的人。在体操锻炼时，最重要的是要伸展缩短的肌肉并增强肌肉力量。这样做既可以恢复肌肉平衡，又能够改善肌肉－关节结构的活动性。体操还是重要的热身与放松活动：例如，可以在慢跑或散步锻炼开始前进行体操锻炼，以热身和放松肌肉，并在锻炼后再度通过体操练习进行肌肉放松（另参阅筋膜训练）。

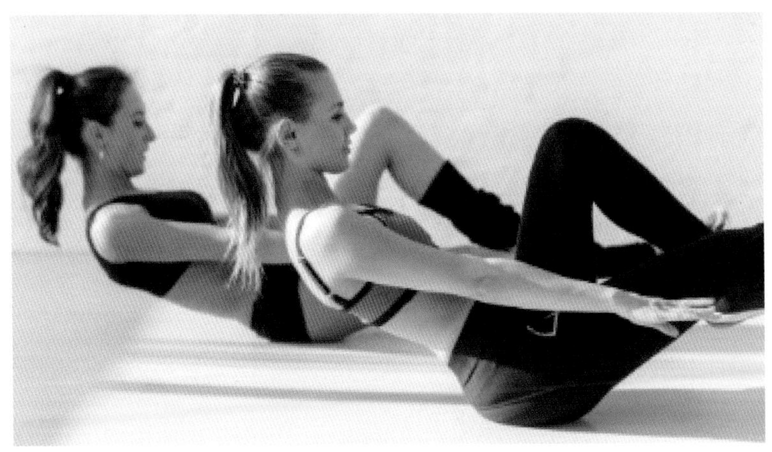

低强度耐力训练

运动疗法的一个重要组成部分，甚至算得上是最重要的部分，是耐力训练，其目的在于增强肌肉长时间锻炼的抗疲劳能力。提高肌肉耐力不仅可以延缓疲劳，还可以大大降低受伤风险。但是，在锻炼过程中我们应始终注意，在每组训练及训练单元之间留出足够的休息时间。因为，随着年龄增长——特别是老年骨关节炎患者，在劳累后所必需的恢复时间会大大延长。

耐力运动，例如游泳、骑自行车和徒步运动（后面还会介绍更多）对高龄骨关节炎患者特别有益，但也同样普遍有益于老年人的健康。定期锻炼能够促进心血管系统循环，降低血压，也有助于缓解某些由衰老导致的疾病（例如动脉硬化）。此外，定期进行体育活动还会增加脂肪燃烧，从而起到减轻体重、显著缓解关节压力的效果。

> 一组训练指的是某一动作的多次不间断的重复练习。在休息片刻后，进行下一组训练。训练单元是每日运动计划中所有训练量的总和。

游泳和水中慢跑

由于其特殊的性质，水是理想的训练介质。水的浮力会显著降低关节平时所承受的负荷：当水深达到颈部时，关节负重仅为体重的15%。这样就可以在较低的压力下进行柔和的运动，从而刺激关节的新陈代谢并改善关节的机械功能。

另外，30℃左右的水温也有利于身心健康。

水压也同样有益于膝骨关节炎的恢复。研究表明，静水压力能够解除腿部血管和淋巴管的充血。水中肢体运动将会促进膝关节肿胀和积液的消退，加速关节活动度的恢复。

毕竟，与陆上运动相比，对抗水的阻力对肌肉协调性和力量的要求更高。因此，一方面，人们可以利用水的阻力来对肌肉进行有针对性的锻炼；另一方面，阻力也可以与浮力一起，让还不熟练的水中运动更加安全。

在几种泳姿中，仰泳与自由泳要优于蛙泳，因为后者通过剪力和转弯动作对膝关节施加了不必要的压力。身着浮力背心的水上慢跑是绝佳的锻炼方式，即使是晚期膝骨关节炎患者也可以几乎无负荷地进行运动训练。手臂、脚掌或其他辅助工具可以帮助身体在水中保持平衡稳定，或者增加运动阻力。

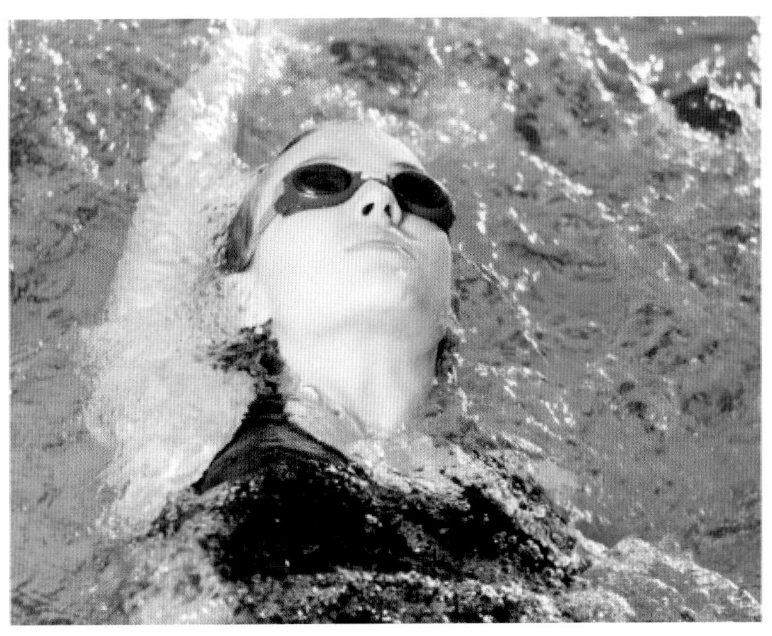

最适合膝骨关节炎患者的泳姿：自由泳和仰泳

自行车和功率自行车训练

> 若要从事自行车运动，您的屈膝灵活度须达到 100° 以上。

事实证明，骑自行车以及（更加易于控制的）功率自行车训练对于改善关节病非常有效。

对于膝骨关节炎患者而言，相应训练的主要益处在于增强膝关节周围的肌肉力量。科学研究已经表明，股四头肌（请参阅第 14 页）的无力会加速关节磨损，而这正是骑车时主要使用和锻炼的肌肉。为了避免对关节造成不必要的负荷并提高肢体灵活性，您应该在自行车和功率自行车上以尽可能低的速比和中等节奏进行训练。欲知详细说明和提示，请参见 157 页以下练习指南部分。

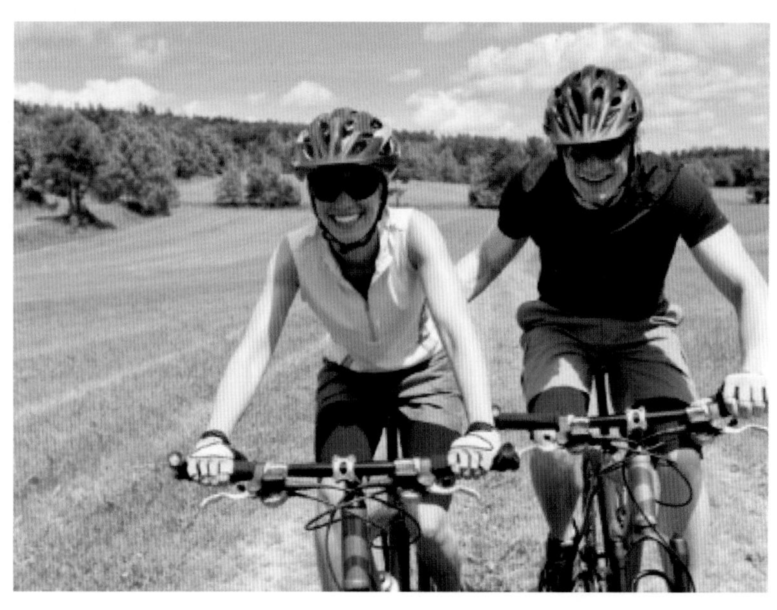

关于您个人应选择何种运动，以及其训练是否适宜于膝骨关节炎患者（有无过高风险）等问题，请务必咨询您的骨科医生或物理治疗师。

徒步运动

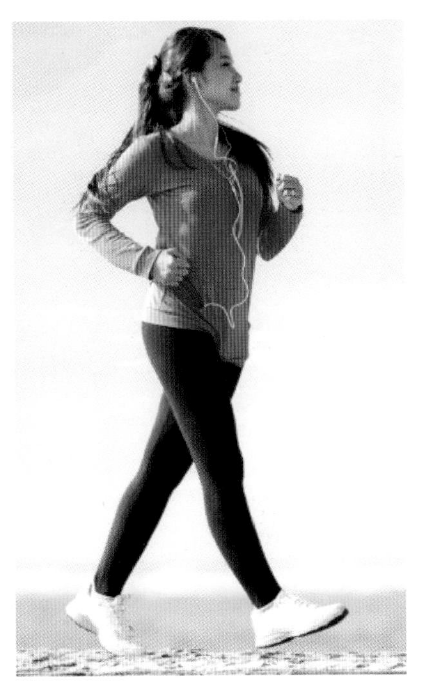

慢跑时，膝关节所承受的冲击载荷是体重的7~9倍，而步行时这一数值则降低到3~4倍。特别是对于早期骨关节病患者而言，徒步运动和（需额外使用手杖的）北欧式行走是一种易于掌握的运动，其主要作用在于增强耐力和灵活性。重要提示：鞋子要有足够的支撑和缓冲作用，以便进一步减轻关节受力。选择合适的地面开展徒步运动也非常重要：柔软的林地与草地是最为适宜的。

越野滑雪

越野滑雪的最大优点在于其运动的协调性：关节几乎不受任何冲击载荷。此外，许多不同的肌肉都会被调动（力量耐力）。受季节限制，越野滑雪运动只能在冬季进行，因此仅适宜于作为辅助运动。

其他运动

膝骨关节炎患者还可以参与许多其他运动，但只能在某些条件下进行。在随后的章节中，我们为膝骨关节炎患者列出了一份包含适宜与不适宜的运动项目的清单。当然，此类信息只能提供一般性的参考，若要给出具体详细的运动建议，则必须考虑到患者的个人情况。在此，需重点考虑以下三个因素：

首先，您在患骨关节炎前已有从事何种运动的经验，且可以确保安全。比方说，在已经确诊膝骨关节炎后开始学习直排轮滑或高山滑雪便是没有意义的。相反，对于一位几十年来一直安全无恙地从事滑雪运动的教练来说，以“与关节炎相适应”的形式继续进行这一运动则无可厚非。

其次，必须考虑您的身体状况：超重的人可以选择游泳、水中慢跑或骑自行车等运动，在这些运动中，体重不会成为

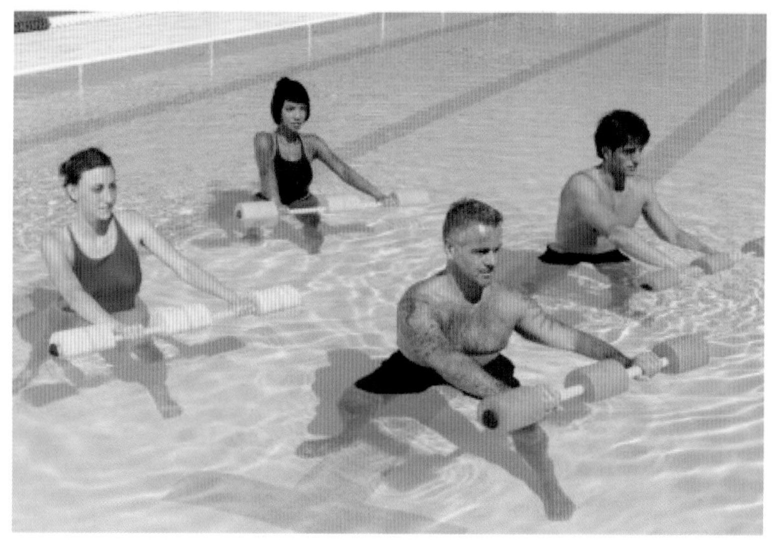

水中健身和水中慢跑：不错的运动选择

额外的“消极”负担。而如果患病的膝关节不够稳定，则应避免进行保龄球、舞蹈或登山等对关节稳定性要求较高的运动。

最后，不同运动的特定运动模式及其负荷量也应被考虑在内。例如，在游泳时，应始终优先选择自由泳而非蛙泳的摆腿方式，因为后者会对膝关节施加剪切应力。原则上，您应当尽量避免具有强烈重力冲击、屈曲和剪切力负荷的运动以及突然加速和制动的运动，例如足球、手球或壁球等。由于存在较激烈的“肢体对抗”，这些运动过程中可能会有意外发生。

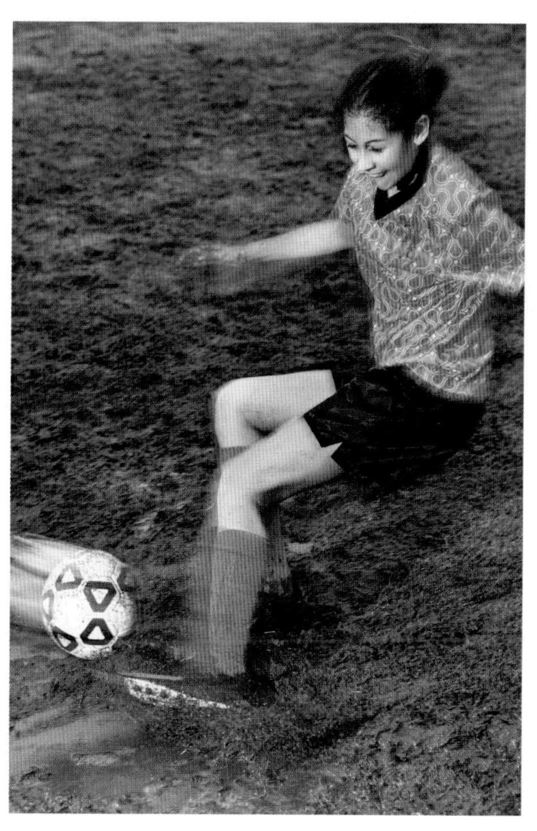

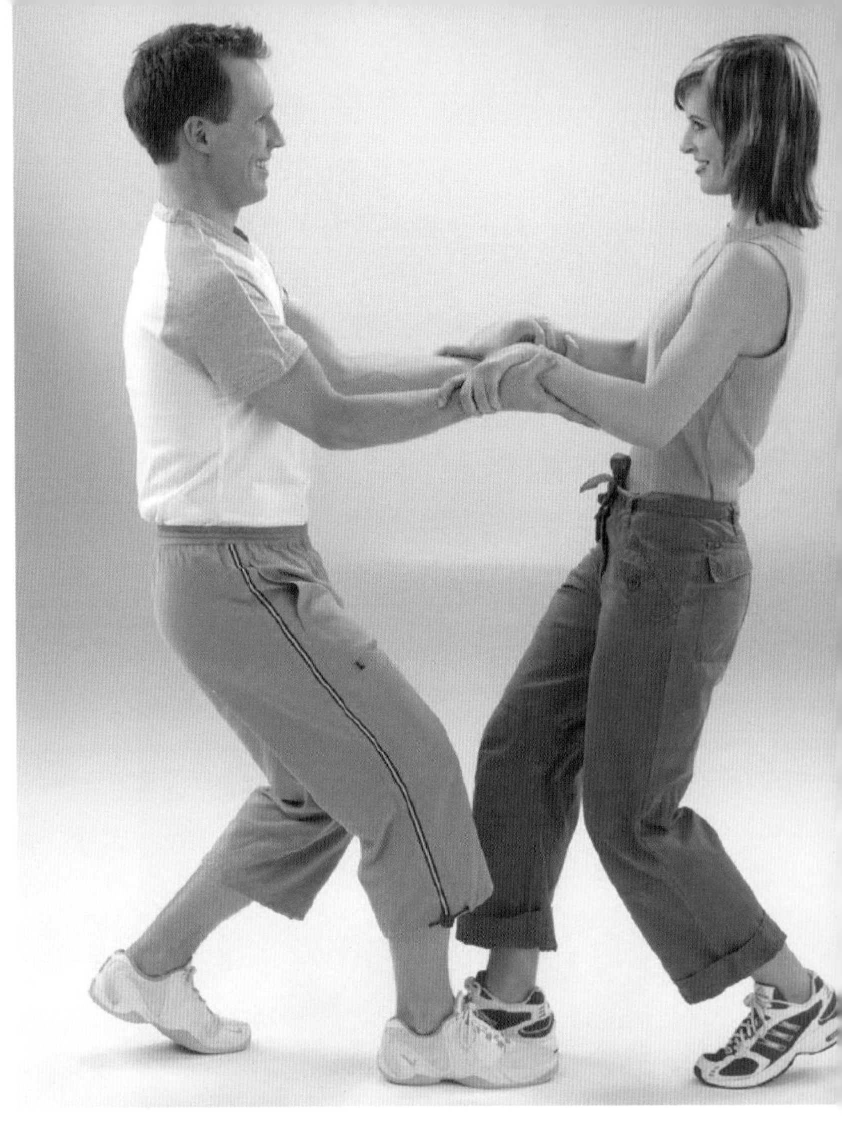

膝关节运动方案

本书练习部分包括的内容

如您所知，我们的膝关节运动治疗方案最初是为膝骨关节炎患者设计的，供其在团队练习中使用。为了确保您在教练指导下的每周团队锻炼之外，也可以频繁自如地进行居家锻炼，我们从原本的膝关节运动治疗方案中精心挑选了一些合适的练习编纂成本书。这些练习共分为 9 个单元（其中包括膝关节练习），用大写字母 A 至 I 以及不同的颜色进行了标记，其中既包括对于日常生活中柔和、易于遵循的动作的习得，也包括肌肉拉伸和力量训练以及平衡和本体感觉锻炼。并附上了一些具体的练习方法，您可以与一位志同道合的伙伴一起训练，互相鼓励。

9 个训练单元 =9 种颜色和 9 个字母

A　B　C　D　E　F　G　H　I

已受损关节对持续而强烈的压力载荷十分敏感。有鉴于此，我们的练习经过了特别设计，例如：避免在关节处于过伸或过屈位时进行长时间的静态肌肉拉伸。

各个训练单元依据膝关节运动的分组原则组成，练习难度逐渐递增。例如，人们可以先以卧姿为起始动作，然后转变为坐姿并立起，最后再搭配 1~2 项器材练习（例如体操球或瑜伽球、弹力带、理疗陀螺、筋膜训练用品甚或是一条简单的毛巾）。每章前都有对于相关练习宗旨的简短介绍以及在进行这些练习时需特别注意的内容。必要时，本书还提供有关练习时间和强度的具体说明。

这些练习适合哪些人群

我们的训练方案主要针对的是膝骨关节炎患者，包括那些已经进行了人工关节置换并正处于康复期的患者。同时，它也适用于其他对此感兴趣的人群，例如那些因膝关节受伤（韧带撕裂、半月板损伤等）而不得不进行手术治疗并且希望通过腿部肌肉锻炼来恢复正常膝关节功能的患者。另外，该方案也是很好的“健身训练”，可作为滑雪或登山等剧烈运动前的热身，不妨与您的健身伙伴共同一试。

并非每项练习对每一个希望加强膝关节锻炼的人都有同样的效果，这取决于您个人的体质状况，例如体力、膝关节的受损程度与负重能力以及关节炎的发展程度等。一旦锻炼时感到疼痛，就应立即停止锻炼并将该练习从您的日常计划中去除。如果您对于是否应该进行某项特定练习以及锻炼频率有任何疑问，请咨询专业人士，最好是您的主治医生或物理治疗师。如果您定期去健身房锻炼，也可以请教那里的运动康复教练。

训练日志

在众多练习中，肯定有一些您特别喜欢的，也会有一些对您来说较为困难的项目。个人训练计划中的练习项目应进行不断更新调整，因此，记录一本自己的训练日志是非常有意义的。您可以在其中记下自己的偏好以及所遭遇的问题，作为自己进步的见证。为此，本书的附录（第 213 页）提供了一份可供复制的模板。

每日“活力膝关节”计划

当然，您不可能一次性连续做完一个训练单元乃至整个训练部分中的所有练习——因为数量实在太多了。相反，只要每天从我们所提供的多种选择中挑选一部分，组成一份时长 15~20 分钟的训练计划就足够了。

接下来，我们将借助若干针对初学者和高阶锻炼者的示范性训练计划，向您展示一份适合膝骨关节炎患者的训练计划应该是怎样的，以及哪些练习能够很好地结合在一起——这些计划都收录在 213 页以后的附录中。另外，请您注意第 58 页中关于膝关节运动的 8 条规则。若您是关节炎患者且有兴趣遵照本方案进行锻炼，还需满足以下几点前提：

→ 不依赖助行器。

→ 短期内没有关节置换手术计划，或者已经完成手术至少 3~4 个月，已基本康复且完成了相应的物理治疗。

→ 关节炎尚不是非常严重，休息时无剧烈痛感。

如果您的膝骨关节炎目前正处于“活跃”阶段，即发炎状态（请参阅第 22 页），则不应当进行锻炼。此外，若关节节由于其他原因而发炎，或刚做完手术，或膝关节极度不稳时，也不宜进行锻炼。

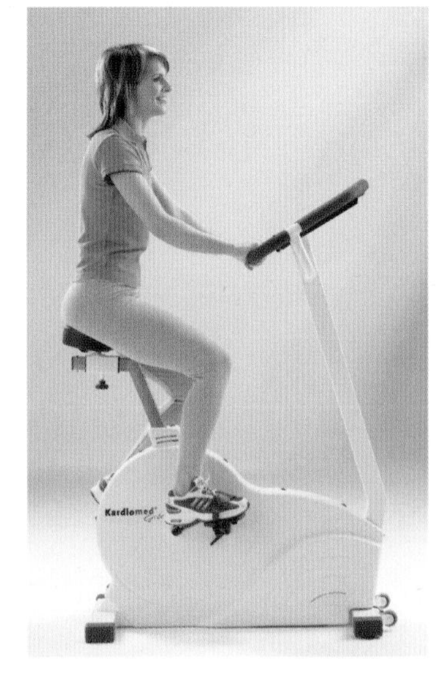

整装上阵：衣服和鞋子

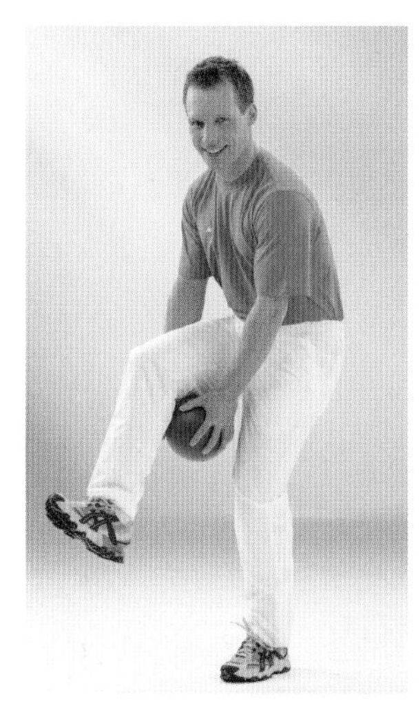

当您需要进行某些必须单腿站立的平衡运动时，能够提供稳定支撑的鞋就格外重要

原则上您应选择舒适宽松的运动服进行锻炼，这样既不会限制您的自由活动，也不会影响血液循环。不带腰带的宽腰长裤以及宽松的T恤都是不错的选择。

所有卧姿与坐姿练习都无需穿鞋——鞋底会影响我们的感知。相反，站姿练习则必须穿鞋进行，因为在站立时腿部关节必须承受全部体重。比较合适的是带有减震鞋垫及后跟的结实的运动鞋或低帮鞋，可以稳定脚踝，从而提高站立及行走时的整体稳定性（不要穿芭蕾舞鞋或凉鞋）。有经验者也可以赤脚进行训练。这对脚踝及足弓的稳定性要求都更高，因此难度会有所提升。在任何情况下，您都不应只穿袜子进行站立练习，以防在木地板或瓷砖地面上滑倒！

关于运动器材和辅助用具的小贴士

所有锻炼设备和辅助用具都可以在骨科康复中心或体育用品专卖店买到；不少器材也可以在网上运动器材商店订购。在此，我们将提醒您一些购买与使用器材时的注意事项。

体操垫

当在地板上进行卧姿与坐姿练习时，您需要一个牢固且舒适的垫子——体操垫便是理想选择。这些垫子有不同的颜

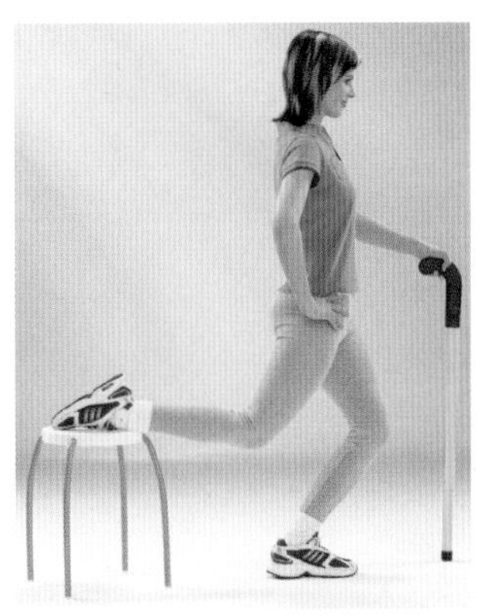

刚开始进行训练时，您有时可能需要辅助支撑来保持平衡，例如在单腿站立或使用理疗陀螺进行练习时。为此，您可以选择体操杆（请确保其长度与您的身高相符）、前臂行走支撑拐杖、倒置的曲棍球棒（如图所示）甚至扫帚杆作为辅助

色和尺寸。当然，您也可以用一张柔软的地毯作为替代。

体操球

在许多练习中，我们都会用到体操球，在合作练习时甚至需要两个。这种球的直径约为 15 厘米，可以通过充气达到不同硬度，这取决于球在练习时应被压扁，还是应在地板上弹跳。

瑜伽球

普通体型的人一般需要直径为 65 厘米的坐球；体型较小的人（身高低于 150 厘米）或很高大的人（190 厘米以上）则可分别选择直径为 55 厘米或 75 厘米的球。不要将球充得太鼓，否则会失去弹性，导致接触面积过小，很容易滚动，坐在上面练习会非常不稳且不安全。重要的是您在球上的坐位高度，您可以通过控制充气来进行调节：理想的坐位高度不是大腿和膝关节水平对齐，而是大腿略微向下倾斜。

沙袋

为了增强腿部肌肉，我们在一些训练中使用了两种规格的沙袋：0.5 千克和 1 千克。通常，您需要从佩戴 0.5 千克的沙袋开始，然后逐渐升级为更大的重量。根据我们的经验，健壮的男性当然可以以 1 千克为起始重量，而女性使用的沙袋重量则通常保持在 0.5 千克。重量的选择也与您的个人体质（体重、身高、力量）及病情严重程度密切相关。或许您可以在购买前先在朋友或物理治疗师那里尝试一下，找到适合自己的重量级。

弹力带

弹力带有不同的长度和强度，它们分别用不同颜色标识。但要注意：有的弹力带中含有天然乳胶。乳胶过敏者切忌使用！

其他使用注意事项：

- 如将弹力带用于悬带训练，则应根据所需长度，将弹力带的两端绑成双结。结必须打紧，否则系好的结很容易再次解开。
- 避免边缘尖锐的戒指、长或尖的指甲或鞋底的凹槽等器具对弹力带造成损伤。
- 使用前请检查弹力带的侧边是否有裂痕、破洞或其他损坏，防止其在训练中断裂。
- 遵照指南进行安全训练，避免易使弹力带向头部反弹的动作。儿童须在监督下进行练习。
- 请尽量将弹力带保存在阴凉处，室温为宜。
- 如果弹力带因流汗等原因被打湿，请务必先用冷水将其冲洗干净并平铺晾干后（避免阳光直晒及暖气烘烤），再用滑石粉或婴儿爽身粉轻轻擦拭弹力带，使其保持不易打滑的干燥度。如需对弹力带进行消毒，请务必使用医用酒精。

通过训练可以实现什么

这份膝关节运动治疗方案，特别是“活力膝关节”计划的主要目标在于根据个人情况，有针对性地提高、维持或重建其身体素质。对于膝骨关节炎患者来说，肌肉强度、柔韧性、协调/平衡以及耐力（相对次要）都是非常重要的体质因素。尽管这些因素将在不同的训练单元中分别接受针对性训练，但它们的区分事实上只能在理论层面进行。例如，有证据表明平衡训练同样可以增加力量。

给每个想对此进行深入了解的人……

以下是膝关节运动治疗方案所追求的目标疗效。一部分训练单元直接针对某一目标并付诸实践，另外的训练单元则同时兼顾多个目标：

- 对日常活动进行有针对性的训练，例如弯腰、抬举、搬运以及对于运动状态转换的习得（例如从坐位变为站立位，或从站立位变为地面平躺位，再回到站立位），单元 A（第 62 页起）；
- 维持并提高腿部关节、尤其是膝关节的灵活性，单元 B（第 76 页起）；
- 通过合理地改变负重和减重，刺激关节新陈代谢，单元 B、F（第 157 页起）；
- 调节肌肉张力并改善膝关节周围肌肉的弹性，单元 C（第 97 页起）；
- 维持并改善膝关节周围的关节囊以及结缔组织的润滑性，单元 C；

- 在固定的（地板）和活动支撑物（例如坐球、理疗陀螺）上训练静止和运动中的平衡，单元 D（从第 110 页开始）；
- 提高肌肉耐力以及膝关节周围肌肉的最大力量（若条件允许），单元 E（自第 124 页起）；
- 锻炼腿部关节的稳定性。特别注意腿部力线应尽量与生理曲线相重合（髋、膝和踝关节应形成一条直线）单元 D、E；
- 促进特定的（尤其是与肌肉收缩和舒张相关的）本体感觉，增强腿部力线的功能性负重（在完成膝关节屈曲动作或练习时也要保持正确的腿部力线），改善体态，单元 G（第 165 页起）；
- 通过滚轴和球类的使用来改善筋膜润滑性和弹性，单元 I。

如何正确训练：膝关节运动的 8 条规则

在具备了必需的理论知识后，我们终于准备采取行动，着手开始第一组练习了。在此之前，您应该先阅读以下这 8 条基本准则。它们普遍适用于实践训练，特别是我们的“活力膝关节”计划。

膝关节课堂

膝关节课堂既是膝关节运动治疗方案的重要组成部分，也是许多练习的前提：需要提供一份保护膝关节的指导，该指导不仅能够帮助关节炎患者，也能教会所有膝关节存在问题的人如何积极、安全、敏捷、独立地完成日常生活中的动作。因此，科普工作构成了运动治疗的前奏。

1. 始终严格按照说明进行锻炼，质量显然比数量更重要。尽量避免剧烈、突然及仓促的运动。对于不熟悉的动作，应当缓慢进行尝试。即使在日常生活中，受控制的运动也可以保护膝关节免受不当负荷。

   时刻注意您的安全！

2. 任何我们推荐的运动都不应引起不适或加剧现有的疼痛。您自己最能感觉到，哪些练习对您有好处，哪些练习没有效果和用处。

3. 练习时，一定要平静而有规律地呼吸，不要屏息。您可以采用一个简单的技巧来预防压迫性呼吸的发生：将呼吸和运动练习相结合，在下蹲时呼气，在起立时再度吸气。

4. 在单侧锻炼的情况下，总是从健康或损伤较少的一侧开始。对于某些练习，建议使用镜子进行运动自检，例如，在进行负重站立训练时，对着镜子，确保自己的双腿保持在正确力线上。

5. 每天留出 15~20 分钟的自由时间，在家进行个人锻炼。当锻炼成为一种习惯时，其效果是最佳的。

6. 在制订您个人的锻炼计划时，请始终遵循第 215/216 页的示例。初学者应该从与身体知觉有关的练习开始（G），正如我们在“活力膝关节”计划 1 中所建议的那样。熟练者则可以从低强度活动开始（B）。平衡练习（D）只适合有经验的人，因为它们需要一定的稳定性和力量。如果您想与一位搭档一起锻炼，那么与增强体质练习或平衡练习相比，单元 H 中的练习是更好的选择。您可以从第 3 周或第 4 周开始，将其列入自己的锻炼计划中。

7. 试着将您在科普环节学到的有关膝关节保护的知识以及您的“活力膝关节”计划中的某些练习融入日常生活中。通过“舒缓秋千”、筋膜训练（第 191 页）等练习或其他低强度热身运动，您总能设法缓解日常的压力。
8. 如果您感到疼痛或不适感增强，一定要及时咨询您的医生或理疗师。

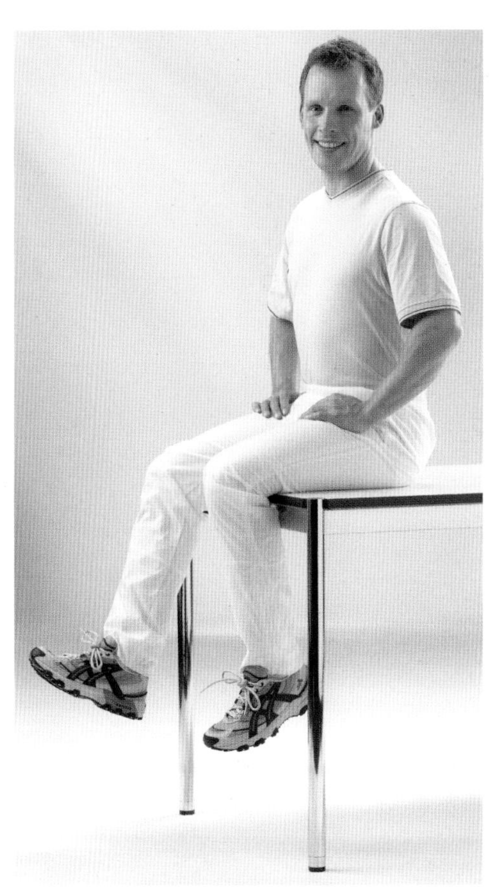

简单易学，随处可行：“舒缓秋千”

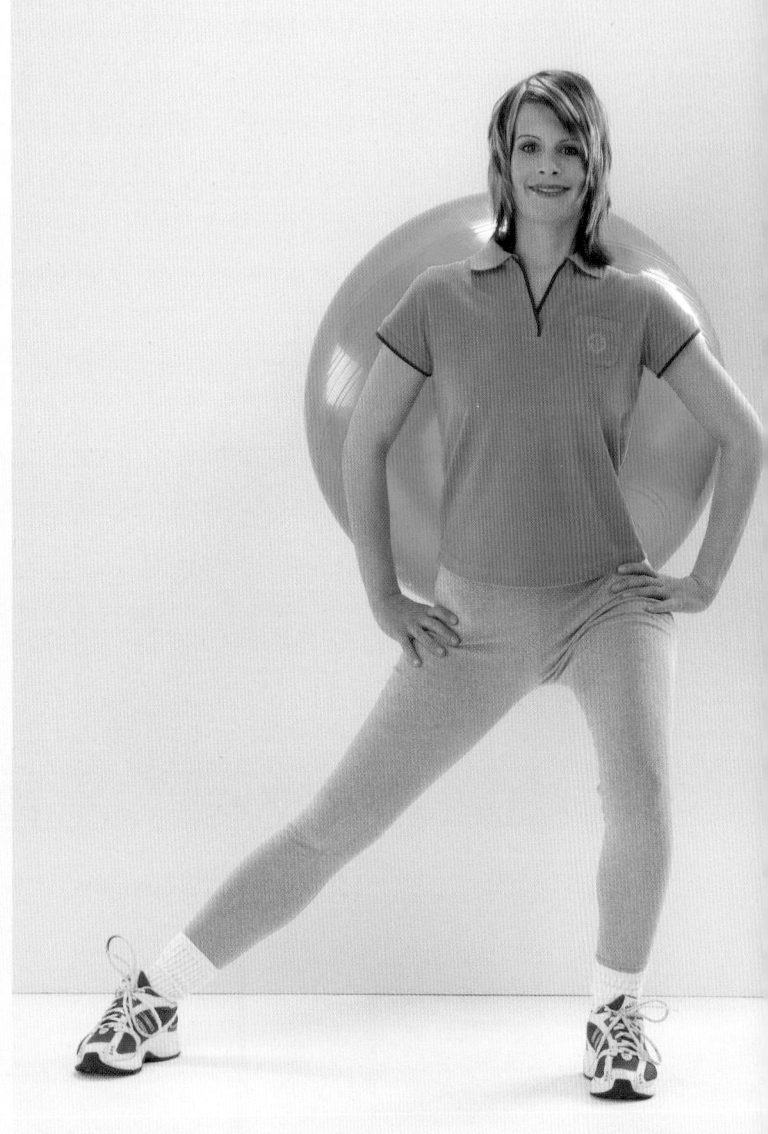

训 练 要 领

A 膝关节入门训练

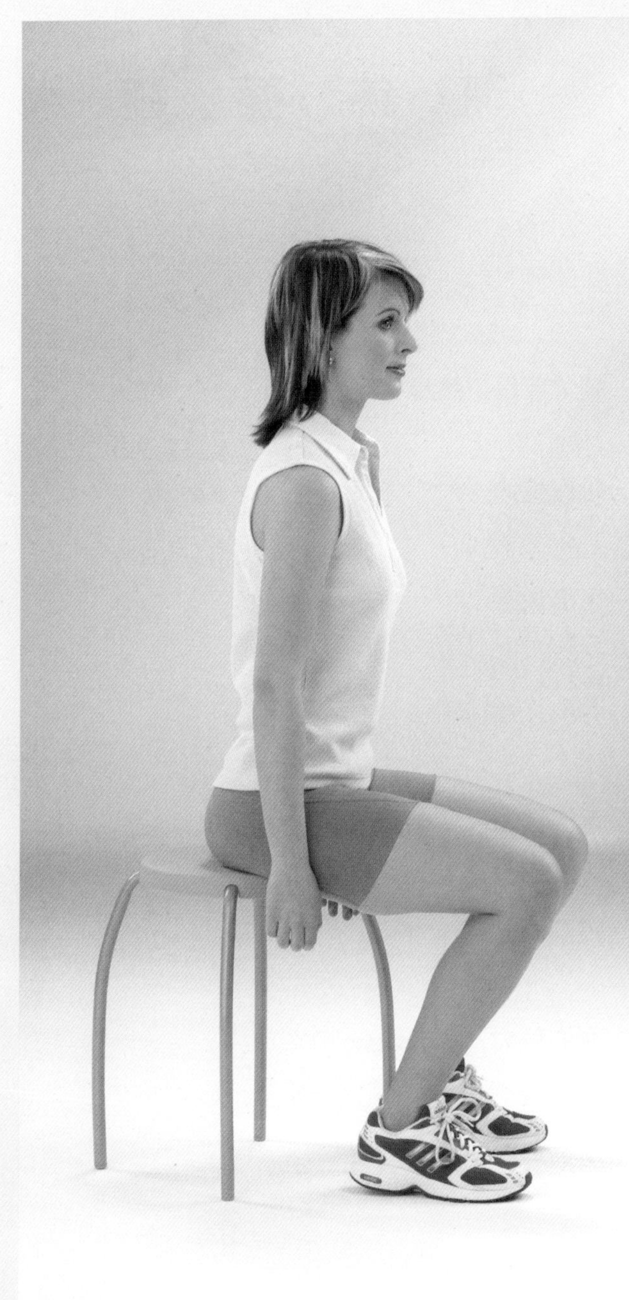

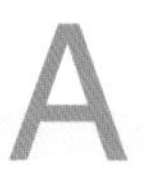

在开始我们正式的训练计划之前，我们想首先向您展示在日常各种负重情况下、在工作和休闲时间里如何正确地使用双腿（尤其是膝关节），尽量从一开始就把病痛降低到最小。

这样您就可以在尽可能保护膝关节的情况下进行各种日常活动，比如坐下和起身、弯腰拾起较轻或较重的物体、还有爬楼梯等。此外，我们还将教您学会从站姿过渡到在健身垫上仰卧或俯卧的两种方式——接下来的大量练习都会以后两种姿势进行。

如果您患有膝骨关节炎，从站立到躺下的过程比较困难，那么建议您在开始进行单项训练之前首先认真阅读这些动作流程，并有意识地将其内化为自己的习惯。这不仅能够使您的日常训练更加轻松，而且也能让您今后做家务、打扫花园或蹲下起立时不再那么痛苦。

膝关节训练能让许多动作轻松起来

如果某些运动姿势（如四肢撑地或俯卧姿势）引起您的不适，您还可以在本章找到一些有用的技巧来缓解关节疼痛。我们接下来将要向您介绍的各种辅助工具也具有这样的功能。比如特制鞋拔或长柄拾物夹可以让您不用弯腰；站立辅助器则可以帮助您长时间地站立。

您将认识到：认真遵循膝关节训练的原则和建议绝对值得。您受损的关节会感谢您，您的身体健康也会感谢您！

日常生活中膝关节需要承重的动作

A1 从坐姿起立

您每天一定会多次起身。因此，有必要对这个动作进行了解和调整，从而使膝关节承受的压力尽可能小。请务必记住我们将向您展示的各个步骤——这些方法可以有效地使膝关节避免因使用不当而造成的过度负担。

提示

坐姿越低，起立时膝关节受到的压力越大！

这样起身可以保护膝关节：

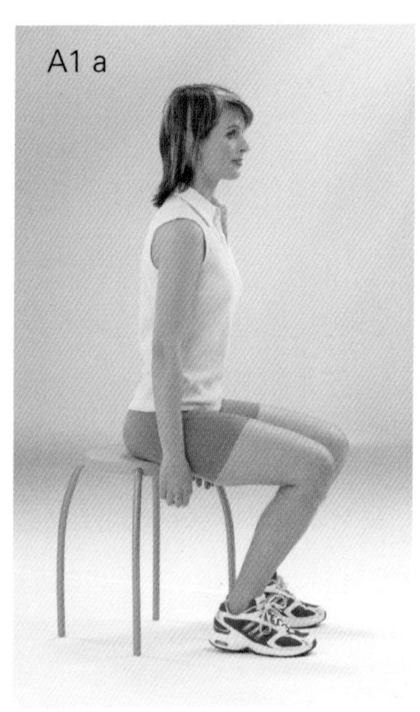

a. 双脚放在地板上，脚跟尽可能靠近座位

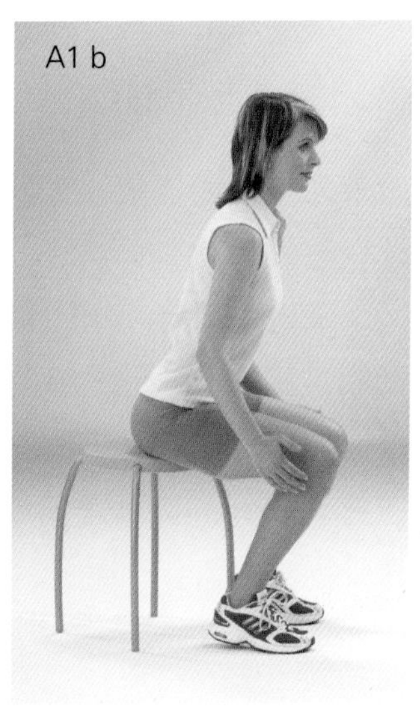

b. 上半身稍向前倾斜

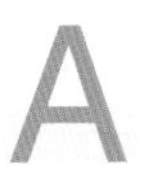

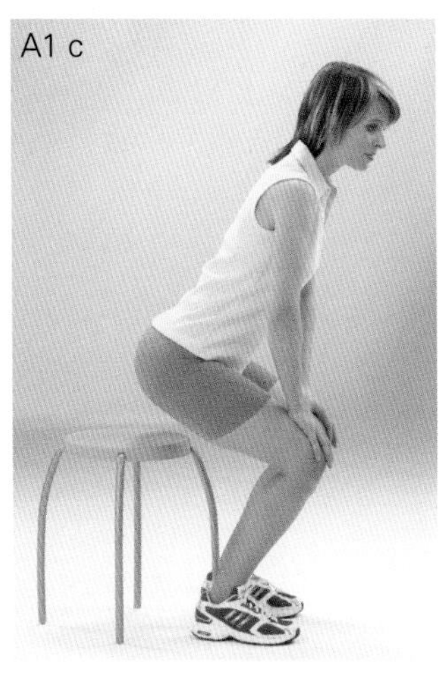

c. 现在将重心移到腿部，手臂跟着摆向前侧

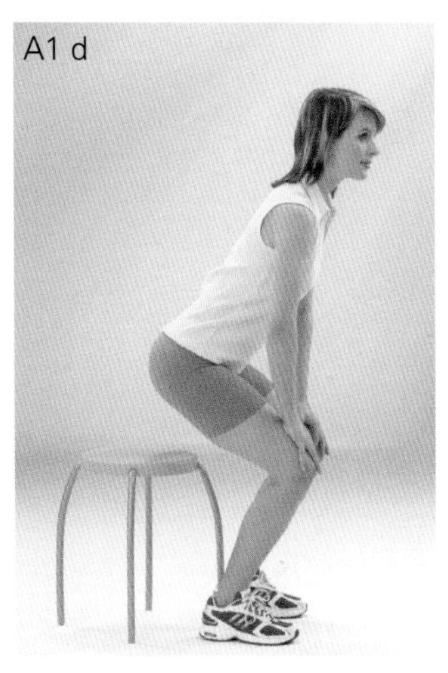

d. 起立时，最好用手撑着大腿或座椅的扶手

正确的下肢力线

为了使膝关节承受压力时尽可能符合生理学特征并保持下肢力线，您要始终注意膝关节、髋关节和踝关节的相对位置。这对腿部力量缺乏（尤其是大腿肌肉无力）、膝关节内外侧不稳的人群尤其重要。

以从坐姿到站立的动作为例，我们为您展示如下几种正确和错误的姿势。为了更好地控制自己的腿部动作，您最好坐在镜子前练习。

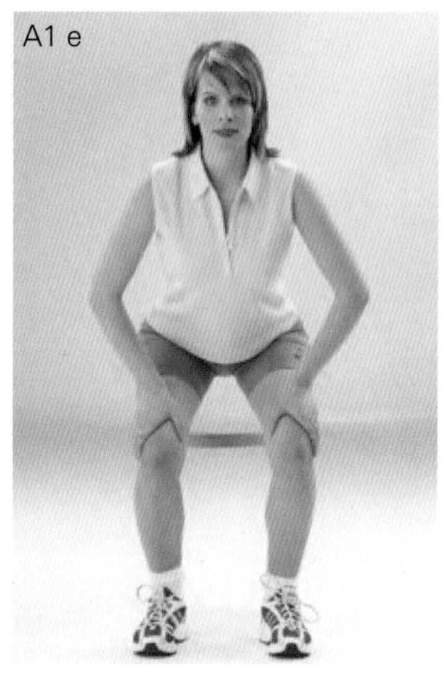

e. 正确的下肢力线
髋、膝、踝关节在一条直线上。膝关节保持在脚踝正上方，不向内或向外撇

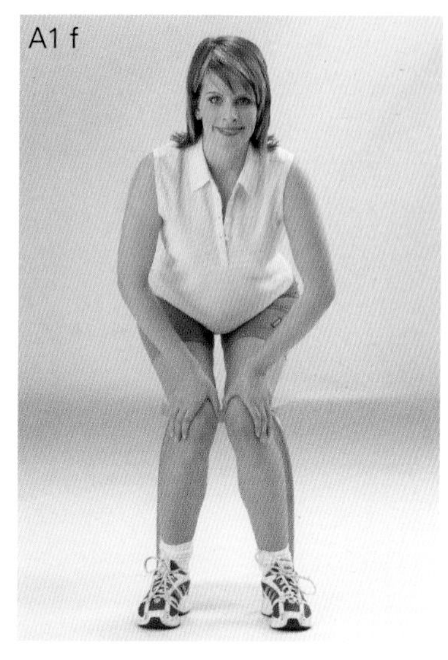

f. X 形腿，错误
膝关节偏离正确的下肢力线，会导致膝关节外侧压力增加，内侧韧带拉力过大

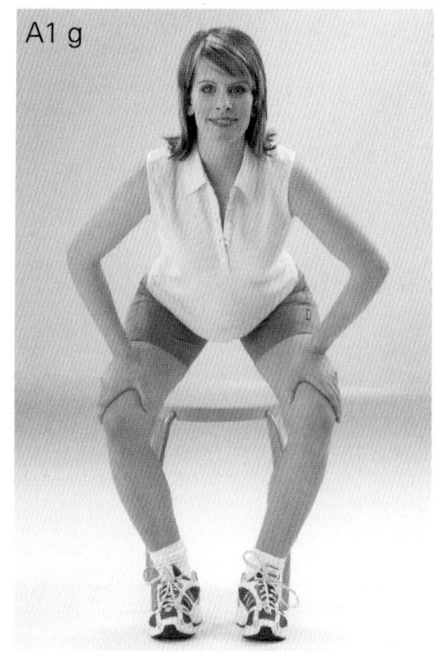

g. O 形腿，错误
膝关节偏离正确的下肢力线，会导致膝关节内侧压力增加，外侧韧带拉力过大

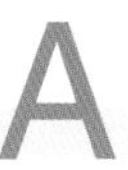

A2　从站立到躺地

对许多膝关节不适的人而言，从站立位转向躺到健身垫上的动作至少在训练的开始是有困难的。为了更好地学习动作，我们将运动过程分解为几个步骤，并为您提供了 a ～ f 和 g ～ l 这两种动作流程。请找出更适合您的流程，让您安全可控地从站姿变为卧姿，且无需任何辅助。想要起立，则只需把这些动作反过来做。

动作流程 1：四肢撑地姿势

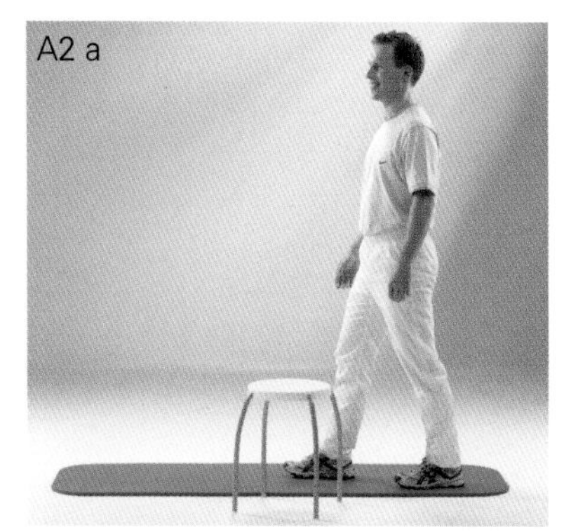

a. 采取步行姿势（如果双腿强度有差异，则让更强壮的腿在前）

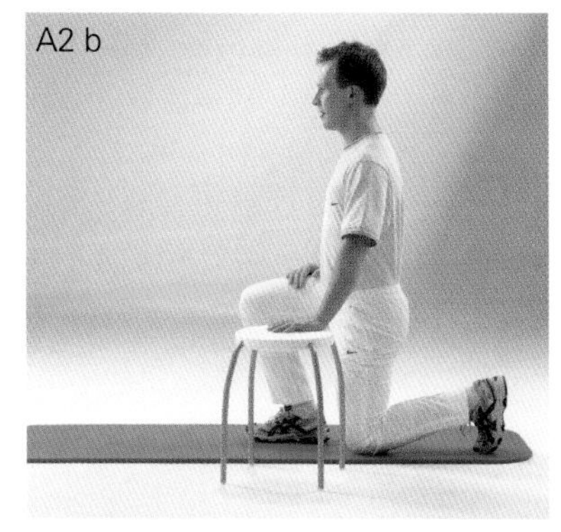

b. 现在慢慢将双腿屈曲成单腿跪地姿势，注意保持对肌肉的控制，也可将手臂支撑在座椅或凳子上

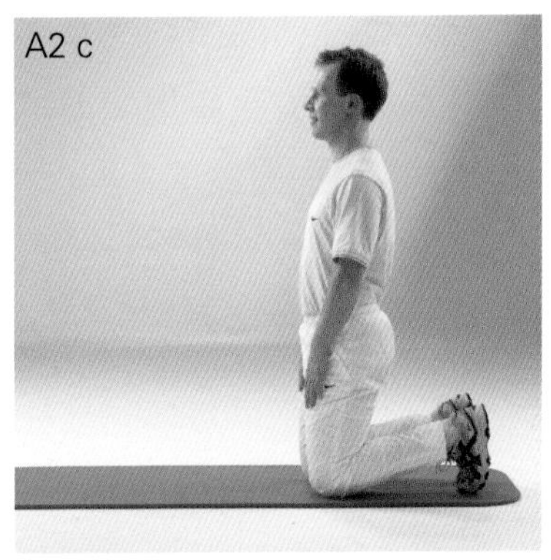

c. 同样屈曲另一条腿成双膝跪姿。如果膝关节受压引起不适，请在膝关节下面垫个垫子（请参阅第71页的实用技巧）

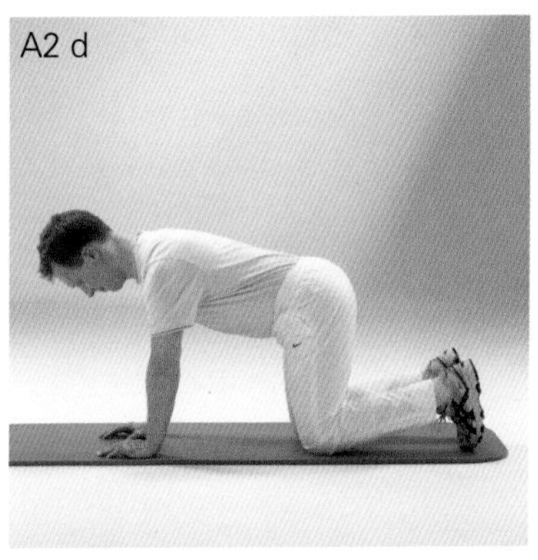

d. 用手向前“爬行”呈四肢撑地姿势

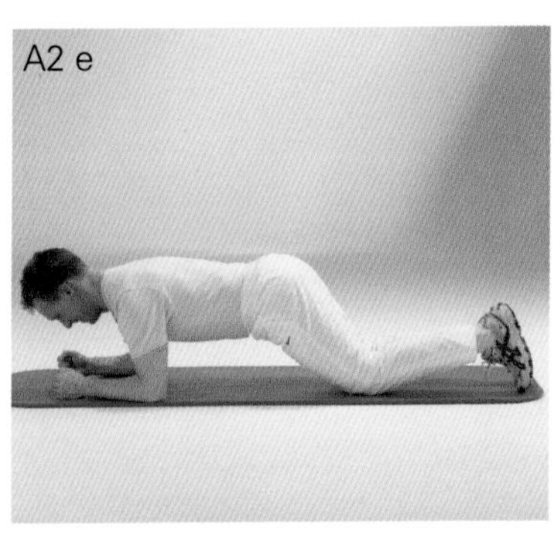

e. 双臂支撑身体，同时继续使身体向前

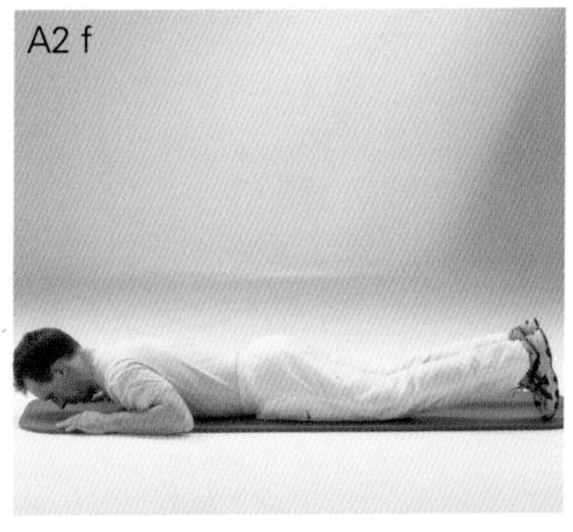

f. 呈俯卧姿势

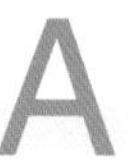

动作流程 2：用手支撑从侧边躺卧

如果流程 1 的跪姿使您感到疼痛，建议您采用以下动作流程以实现仰卧。

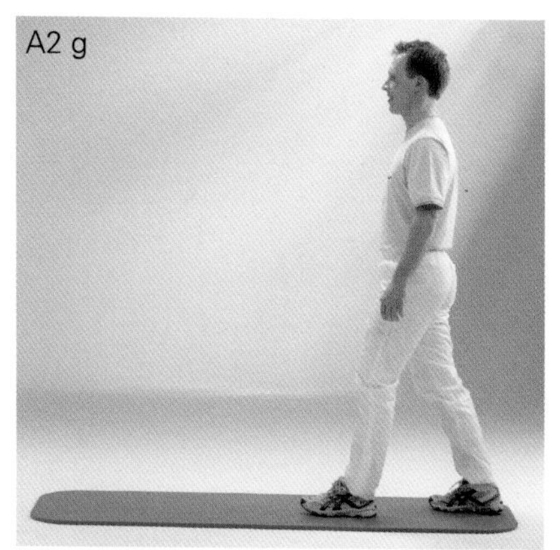

g. 采取步行姿势（如果双腿强度有差异，则让更强壮的腿在前）

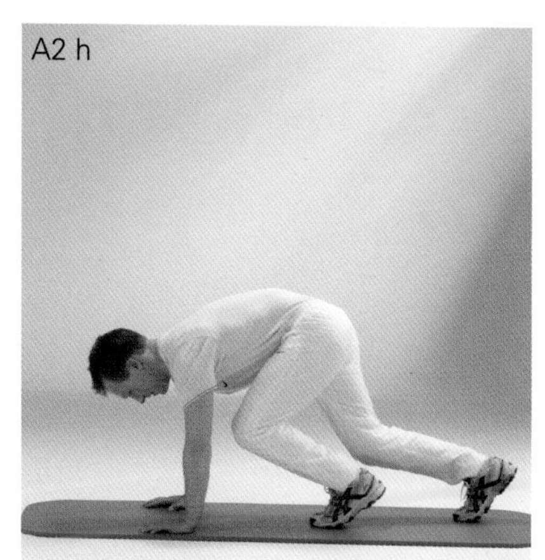

h. 屈曲前腿，伸直后腿。现在慢慢将上身向地面前倾。双臂伸直撑地。如有必要，可以用椅子作支撑

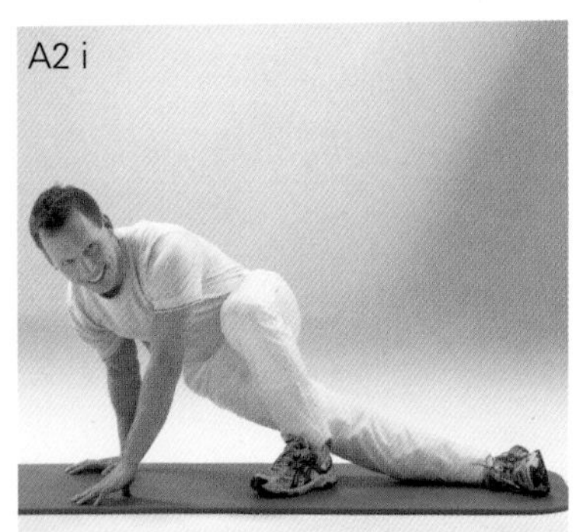

i. 后侧腿伸直，向内转向

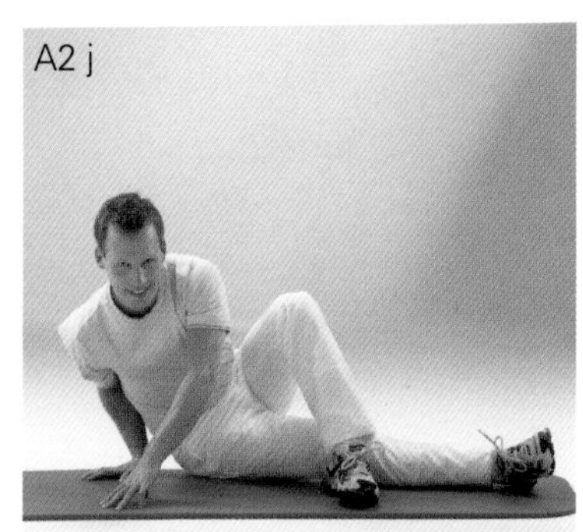

j. 侧坐在地上

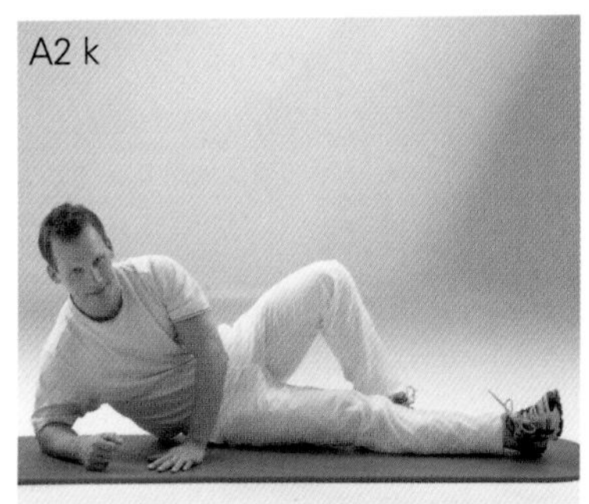

k. 用手臂支撑，转为仰卧姿势

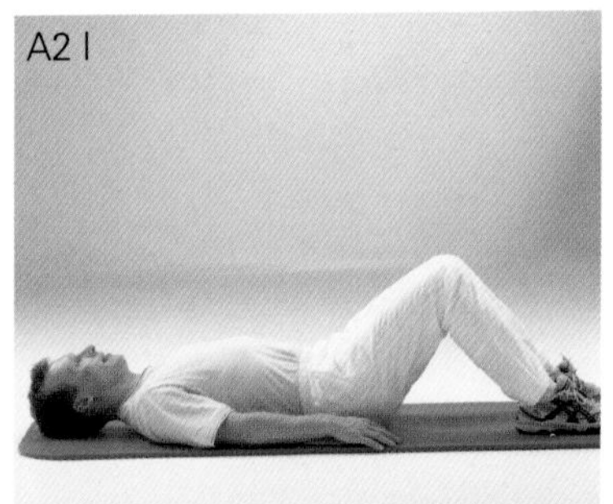

l. 呈仰卧姿势

膝关节疼痛怎么办

如果上述动作流程或练习姿势的某个步骤会给您带来疼痛，那么以下这些技巧可以为您提供帮助。

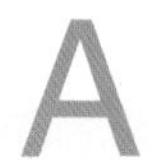

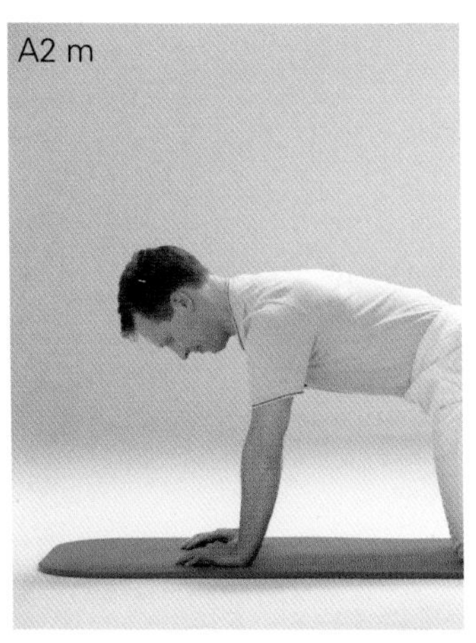

m. 如果四肢撑地时膝关节疼痛，可将小腿放在泡沫垫上以减轻膝关节的负担。如果没有可用的泡沫垫，也可以使用小枕头

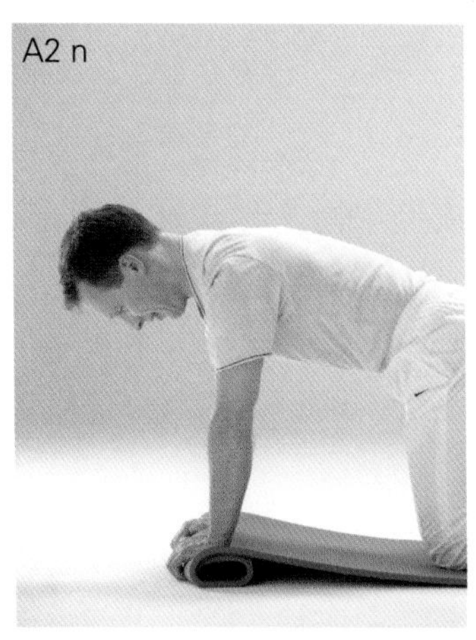

n. 如果由于手腕压力过大而感到不适，可将前部的垫子卷起来

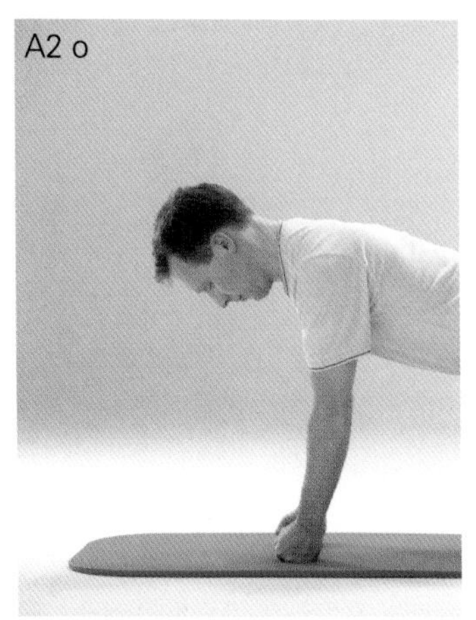

o. 如果手指关节疼痛，您也可以用拳头撑地

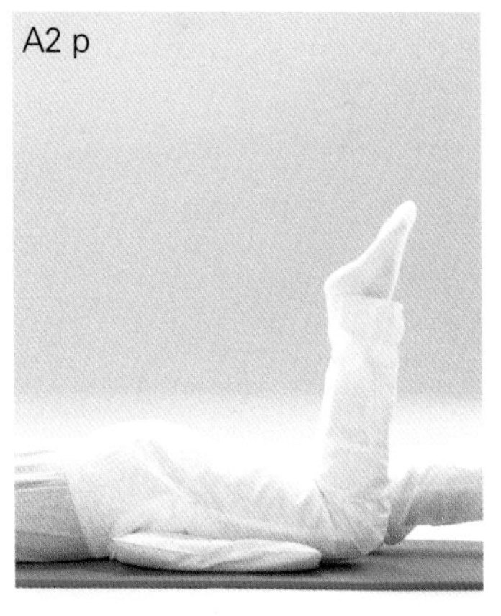

p. 在俯卧位置，将毯子或厚度适宜（几厘米）的枕头垫在大腿下方可以减轻对膝关节的压力

A3 俯身搬物或拾物

与从坐到站的过渡一样，保持正确的下肢力线在弯腰搬起或拾起物体时同样十分重要。因为在进行这个动作时，腿部关节除了承受体重外还附加了物品的重量。

如果要搬起较大和较重的物体，请在物体较宽的位置着手（a）。如果可能，将膝关节最多屈曲 90°，否则会对膝关节产生极大的压力（尤其在膝关节后方）。

另一方面，若拾起较小的物体（例如钥匙），则最好以开步下蹲的姿势（b）。做这个动作时前腿会比后腿承受更大的负担，且通常会屈曲得更多。因此，可以将不太痛的腿放在前面。凳子或其他的支撑物可以减轻腿部关节上的压力并提高安全性。

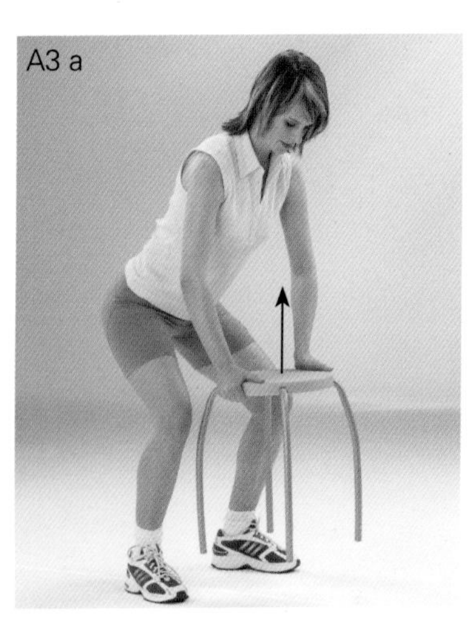
A3 a

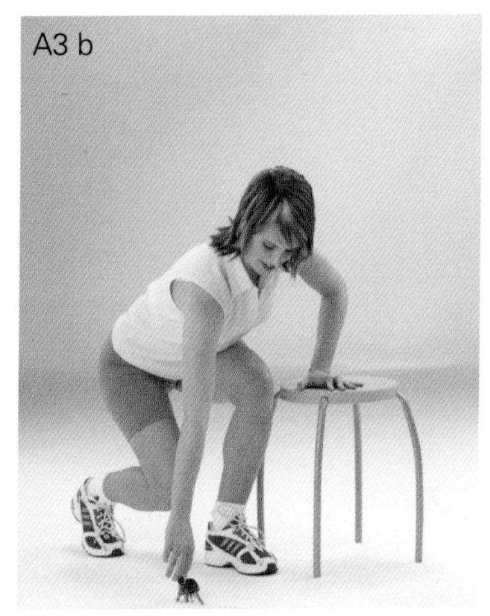
A3 b

提示

确保膝关节不向内侧或外侧翻转（保证正确的腿部力线），并且尽可能靠近要搬起或拾起的物体。

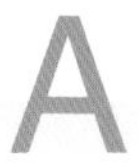

A4 上下楼梯

爬楼梯是日常生活中最需要用力的活动之一。想要关节拥有足够的稳定性，爬楼梯是一项重要的日常锻炼。然而，由于关节稳定性差，膝关节有问题的人在下楼时会遇到困难。应该要锻炼提高上下楼所需的力量，使膝关节不会过度劳累，且尽量不引起任何刺激。我们要在楼梯上进行力量锻炼（第152页）。一般来说，用手撑着楼梯两边的护栏可以减轻疼痛。因此，哪条腿痛就尽量使用哪一侧的扶手。

保护膝关节的工具

有许多实用的辅助工具（大多数并不特别昂贵，可以在康复用具商店里买到）可以显著缓解腿部关节的疼痛。这里给大家介绍一些特别有用的工具。但是并不建议您一直使用此类工具，以免您在日常生活中对其变得过于依赖。那样的话，许多重要的动作就会被荒废。但如果某些日常活动（例如穿鞋或弯腰）经常引起您的疼痛，或者如果受伤的膝关节已经处于应激状态，那就一定要使用辅助工具。

A5 穿袜辅助器

穿袜辅助器由一个弯曲的塑料外壳和结实的绑带组成，通过绑带可以将袜子穿到脚上（见右图），用这种方式“加长”的手臂越长，膝关节需要屈曲的程度就越小。

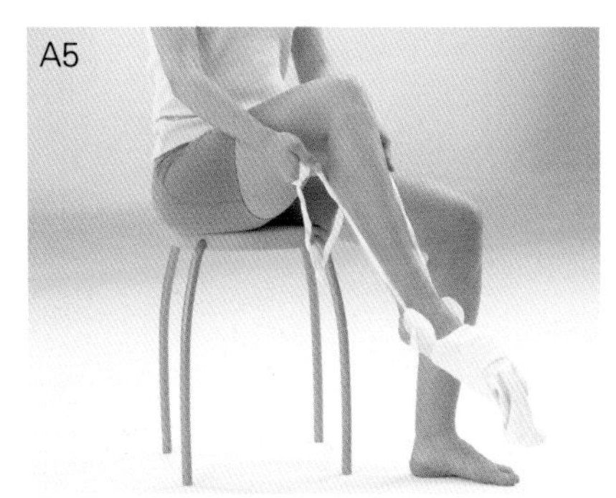
A5

A6 长柄鞋拔

如果由于剧烈疼痛，您只能非常有限地屈曲膝关节，那么长柄鞋拔能够让您比较舒适地穿鞋。

A7 拾物夹

有了这个工具，您就可以像拥有了“伸缩手臂”一样轻巧地捡起小物件，比如从地板上捡起一串钥匙而不必费力弯腰。

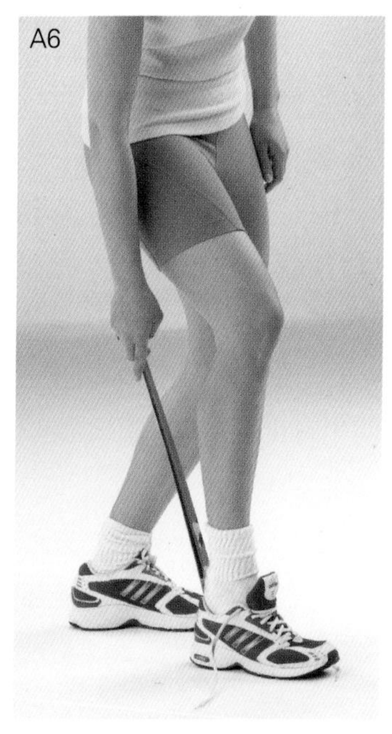
A6

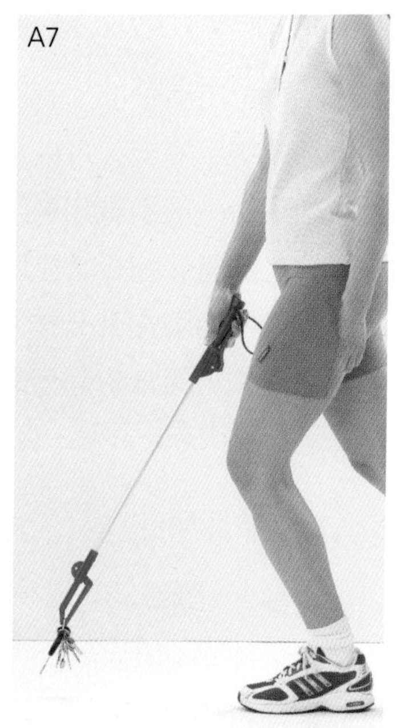
A7

A8 站立辅助器

可调节高度的站立辅助器（有几种型号，请参见照片 a 和 b）相当实用。它可以帮助您在长时间站立时，把部分重

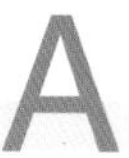

量从腿部移到座椅上，而站立的高度并不会显著降低；同时，膝关节的压力也会得到明显缓解。您可以尝试一下哪种型号最适合自己。

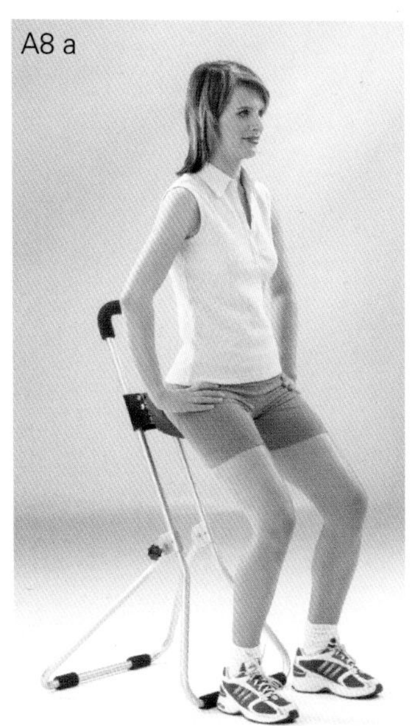

A8 a

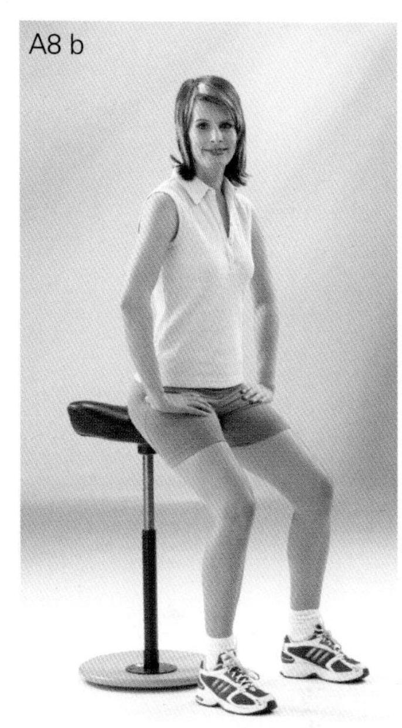

A8 b

B 膝关节保护热身

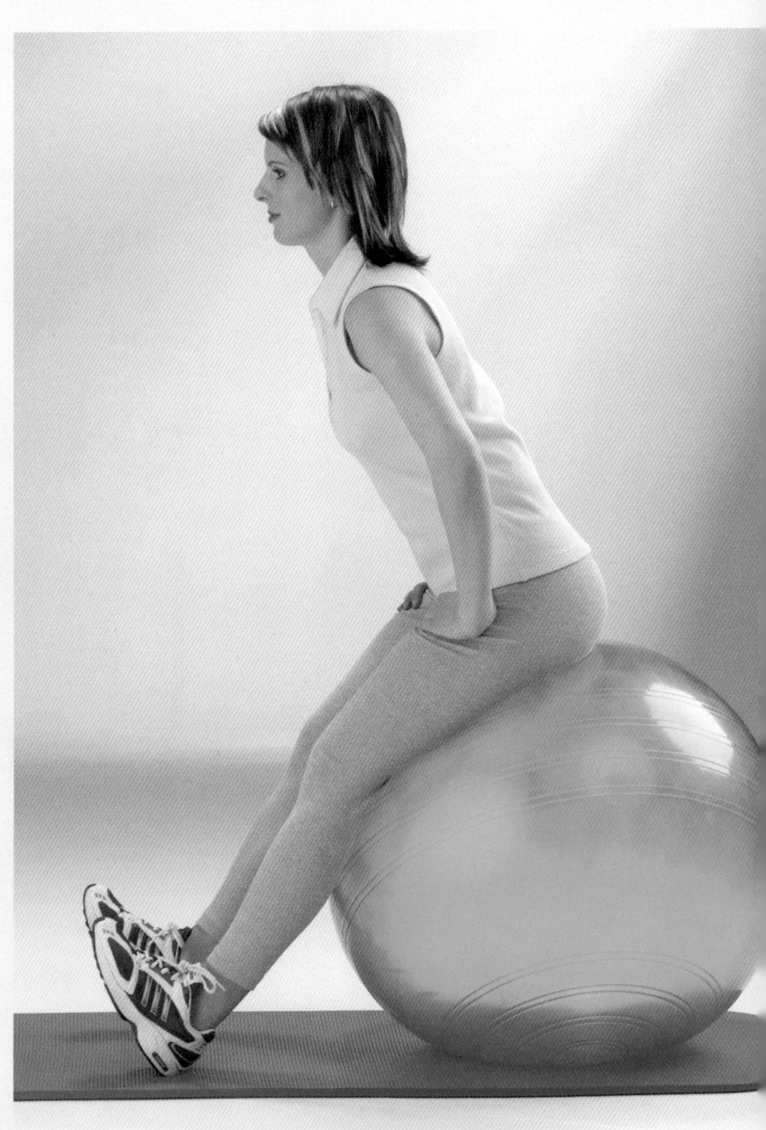

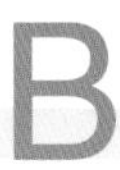

膝关节热身运动将开启我们的正式训练。这些动作也适合在各种平衡训练（第 110 页的 D 单元）和力量训练（第 124 页的 E 单元）之间放松肌肉。

这些练习的宗旨是“保护膝关节，逐渐灵活”。请您在热身时注意保持无痛的动作幅度，并在练习时尝试慢慢接近伸展或疼痛的极限，但不要超过极限。

顺便说一下，使关节疼痛毫无意义。相反，这些练习应主要用于放松肌肉、保护关节，让关节在没有压力的情况下“活动起来”。因此，在本书收录的训练中，各项动作的起始位置都不会让膝关节在活动中受到全部体重的压力，例如仰卧在垫子上或坐在凳子上。

关于训练时长和器械的提示

每次练习通常应持续大约 60 秒。单腿训练时请每 30 秒换一次腿。如果您想保持精确的训练时间，可以在练习时备好手表或小型秒表，这样您就不用一边训练一边数秒。但这也不是绝对必要的，因为上述练习时间仅仅是指导原则。

坐在椅子上进行训练时，应确保坐姿不要太低，以免膝关节过度屈曲导致关节后部承受过大压力。

最后，还有一些关于坐球的安全说明。第一次坐在上面做运动时，应该将背部靠在墙上，以免球向后滚动。如果您觉得非常不稳，也可以在两侧放置两把椅子作为支撑。

徒手热身训练

B1 单腿骑自行车

仰卧垫子上，一条腿悬空，另一条腿屈曲，手臂放于身旁。“踩踏板”时，脚尖向下移动，抬起腿时，脚尖向上移动，30 秒后换腿。

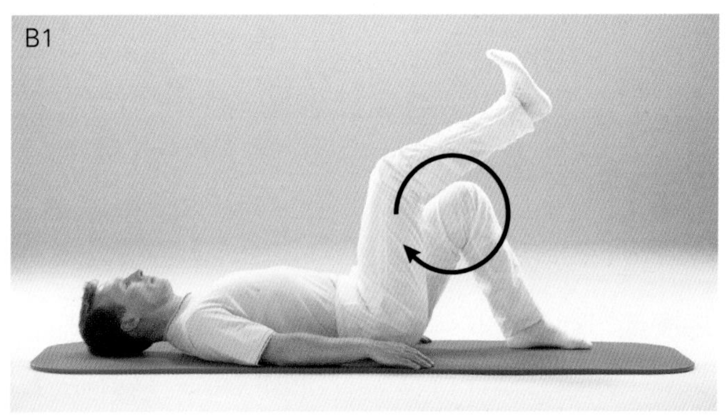

替换练习：

- 交替向前和向后循环蹬车。
- 改变动作幅度的大小。
- 改变速度。

B2 屈曲和伸展

一条腿伸直平放地上，另一条腿的脚跟移向臀部，同时将脚底移向垫子（a）。将腿屈曲到极限。现在，脚尖向膝关节的方向拉伸，把腿重新伸回到地面上（b）。持续 30 秒，换腿进行同样的训练。

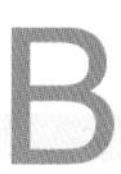

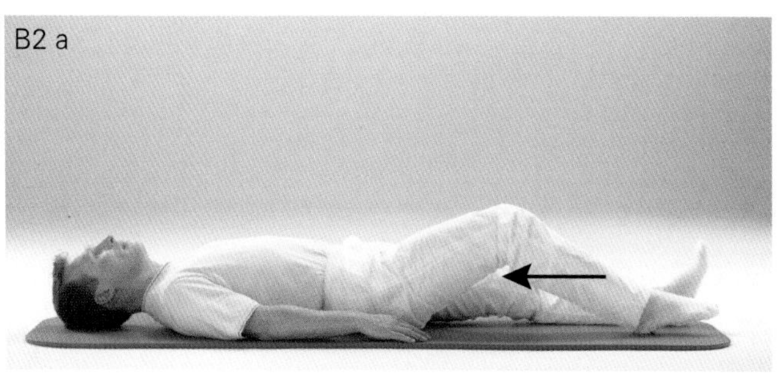

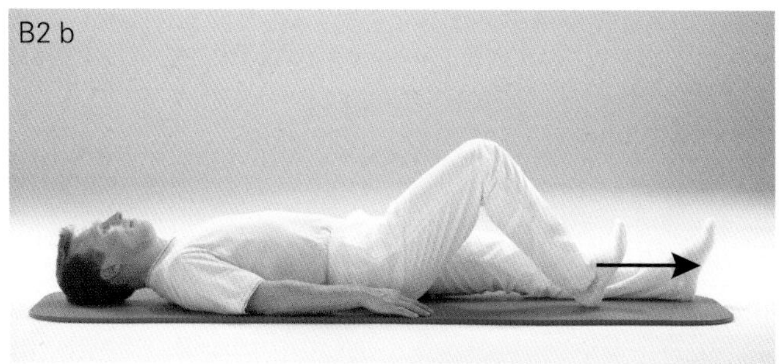

B3 俯卧剪式训练

起始动作为俯卧位。将膝关节从松弛状态逐渐屈曲到极限张力，交替抬起双腿，然后将伸直小腿，紧贴地面。屈曲时伸直脚尖，伸直时将脚尖勾紧。如果俯卧时膝关节难以承受这样的压力，请用枕头或垫子垫在大腿下方。

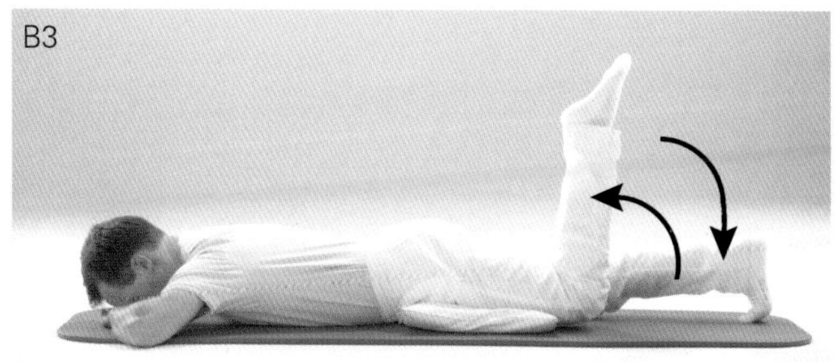

B4 坐姿上下踮脚

挺直上身，靠前坐在椅子上，双腿屈曲成直角，脚掌平放地面。双手自然搭在大腿上。现在将脚跟抬离地板，再回到原位（a），然后抬起脚尖，再回到原位（b）。接着将这两个动作结合起来：左脚跟和右脚尖、右脚跟和左脚尖同时抬起和放下。练习时长：60 秒。

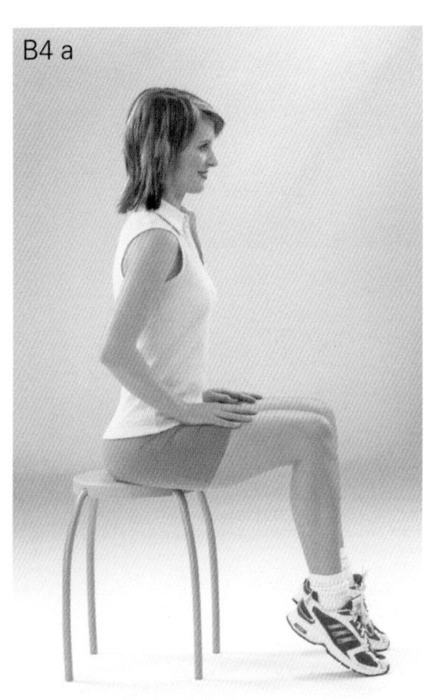
B4 a

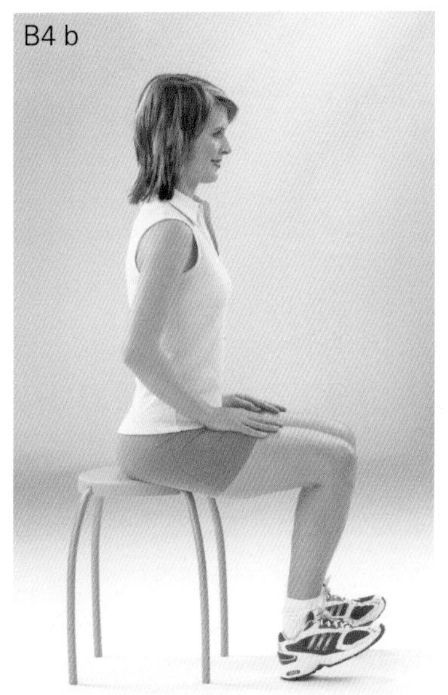
B4 b

B5 动动脚 1

和上一练习一样坐在椅子上，向前伸出一条腿，用脚跟轻击地板，同时向后屈曲另一条腿，靠近凳子，用脚尖触碰地面（a+b），双腿交替进行 60 秒。

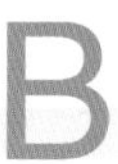

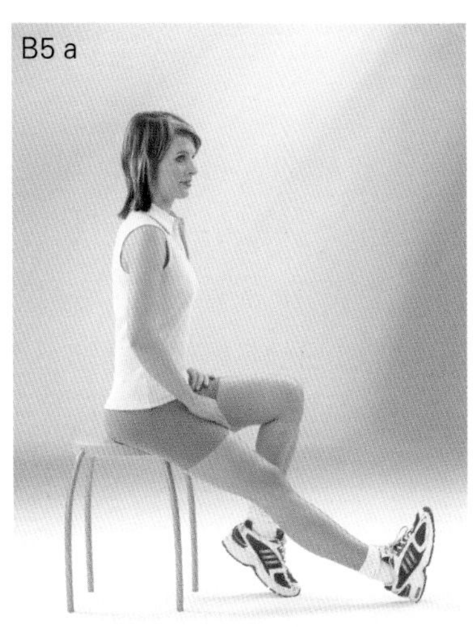

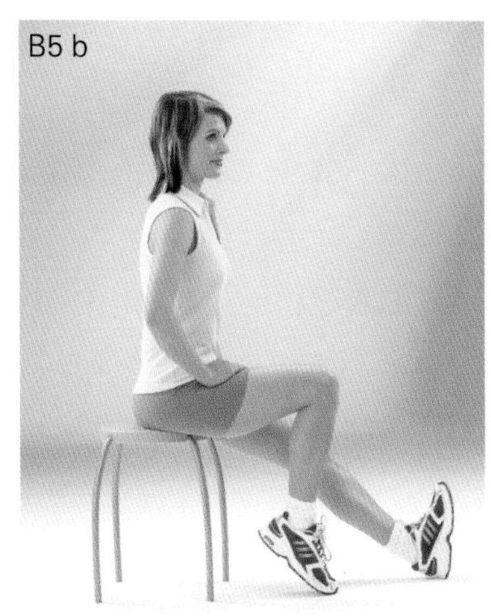

B6 动动脚 2

和上一练习保持相同的起始位置，但是，现在用一只脚的脚尖向前轻敲地面（a），另一只脚的脚跟朝后轻敲地面（b），双腿交替进行 60 秒。

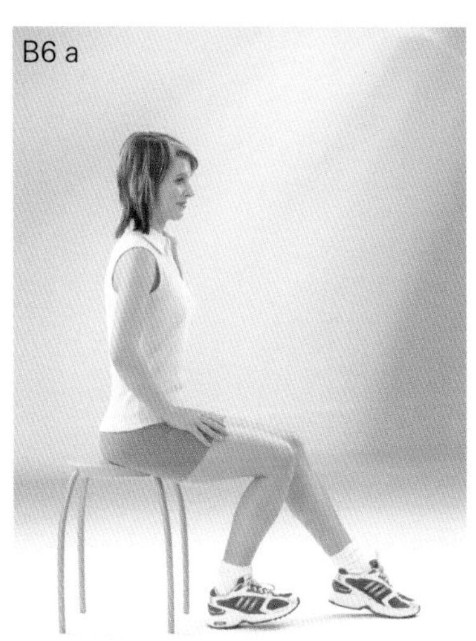

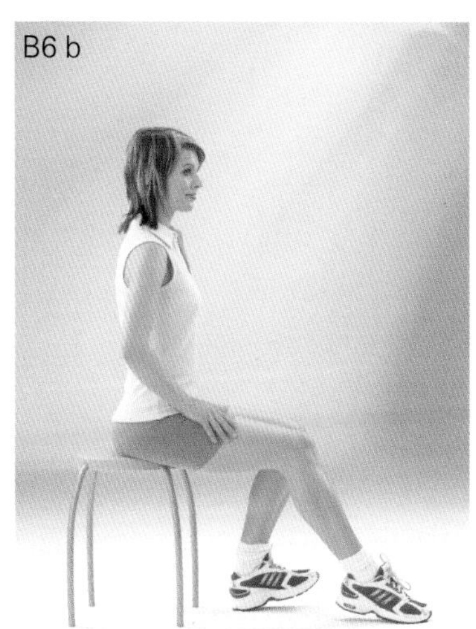

B7 坐姿骑自行车

挺直上身，在凳子上坐实。一条腿屈曲，将整个脚掌平放地面，双手撑在凳子上。另一只脚在空中做骑自行车动作。注意脚部动作：当您向下“踩踏板”时，伸直脚尖（a）；当您往上抬腿时，脚尖上勾（b）。屈曲的那条腿始终保持稳定，不应向内、外摆动。一条腿骑自行车 30 秒，然后再换另一条腿。

替换练习

- 改变交替时间，两腿各 15 秒。
- 改变动作幅度大小。
- 改变速度。

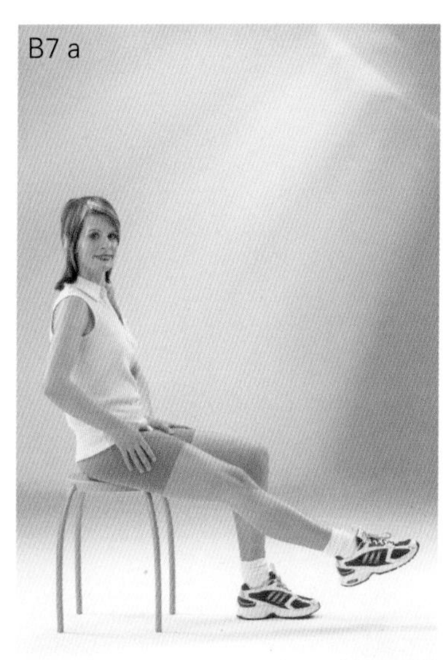
B7 a

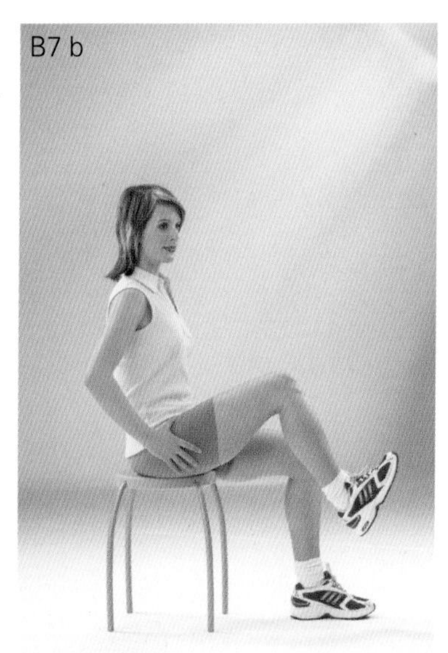
B7 b

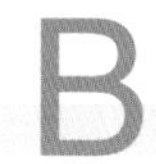

B8 卓别林式动作

坐在凳子上，保持背部挺直。双腿分开与臀部同宽，膝关节屈曲。先将两侧脚跟小幅度同步向外移动（a），然后是脚尖，接着依次循环直到两腿如图分开（b）。然后脚跟、脚尖反向交替回移。

替换练习

双脚保持平行向同一侧移动脚跟和脚尖。

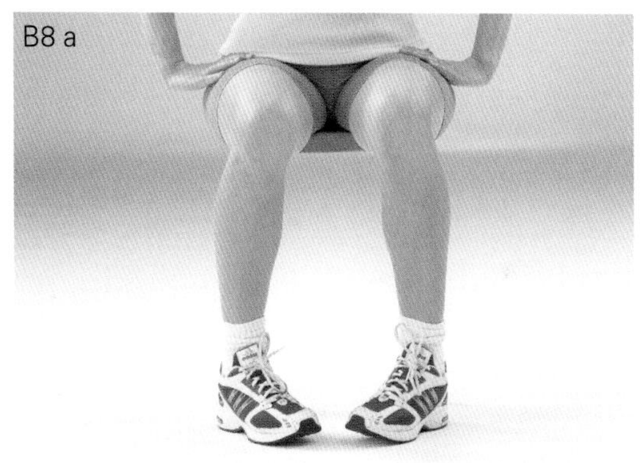

B8 a

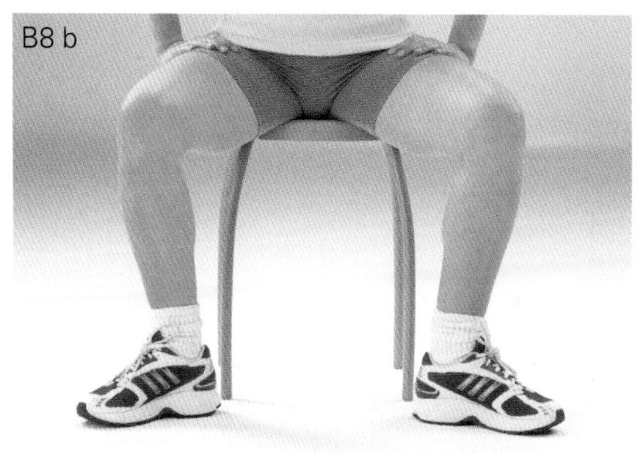

B8 b

B9 活动髌骨

坐在凳子上，一条腿向前伸直。将同侧的手掌放在膝关节上，用虎口抵住髌骨上缘（a），向脚尖方向轻轻按压膝关节（b）。

交替收紧和放松大腿前部肌肉，可以让髌骨在骨槽内轻轻活动，以达到热身的目的。另一条腿用同样的方法进行训练。

提示

请勿用手从前部向膝关节施加压力。

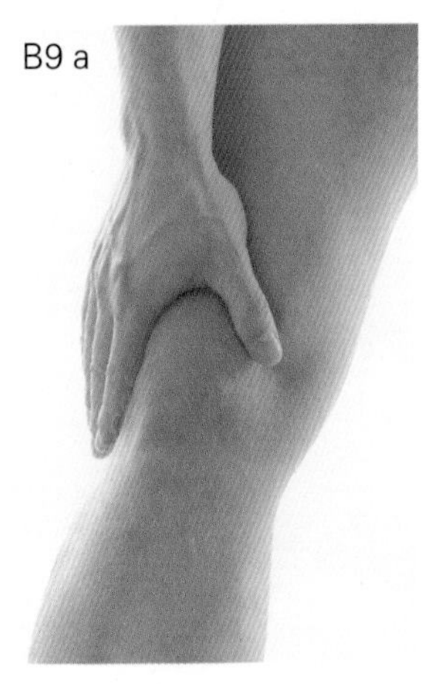

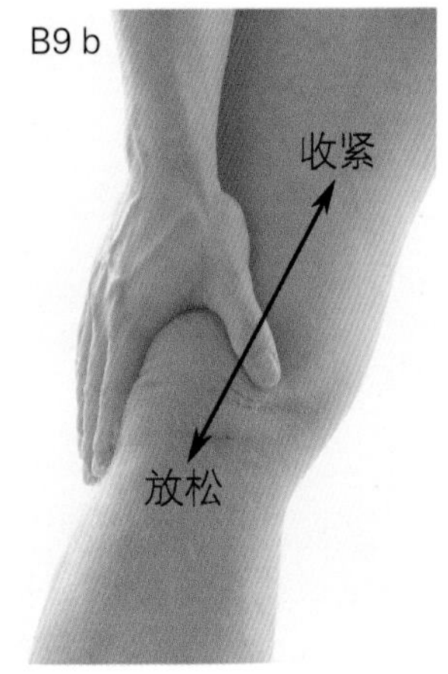

B10 摆动训练

挺直背部坐在桌子上或可调节高度的椅子上，两小腿悬垂，足不触地。下垂的小腿通过自身重力让紧绷的膝关节得到放松，双手自然放在大腿上（a）。

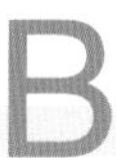

现在让小腿来回摆动 60 秒，动作不能太费力，幅度尽可能小，并尽量少用肌肉。因为来回摆动较为剧烈时，小腿就无法以自身重力向下悬垂了。

在脚踝绑上沙袋可以增强小腿对膝关节的放松作用（建议重量 0.5 ~ 1.0 千克）。

提示

如果您家里没有沙袋，可以穿上登山靴或冬靴进行摆动训练。

替换练习

还可以站在楼梯上进行类似的摆动训练（b），在台阶上侧站（可将双手放在栏杆上），一腿悬空，现在，您可以不费力地来回摆动小腿（每条腿 30 秒）。然后换方向、换腿进行同样的动作。

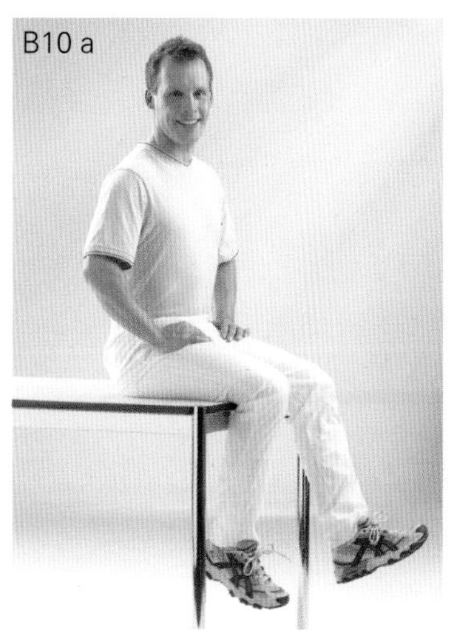
B10 a

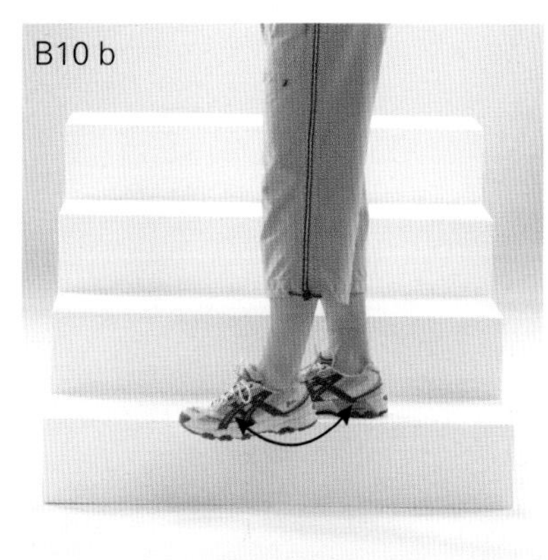
B10 b

利用小器械进行热身

B11 拉扯毛巾

坐在椅子上，双手放于大腿上，双腿分开与髋同宽，屈膝 90°，将一块毛巾在身前铺开，整个脚掌放于其上（a），现在尝试将毛巾沿对角线拉拽。

用一只脚的脚跟向外、向前拉扯毛巾，另一只脚则向外、向后（b）。发力 10 秒，然后松开。重复练习 5 次。然后以相反方向拉扯毛巾，同样交替发力和放松。

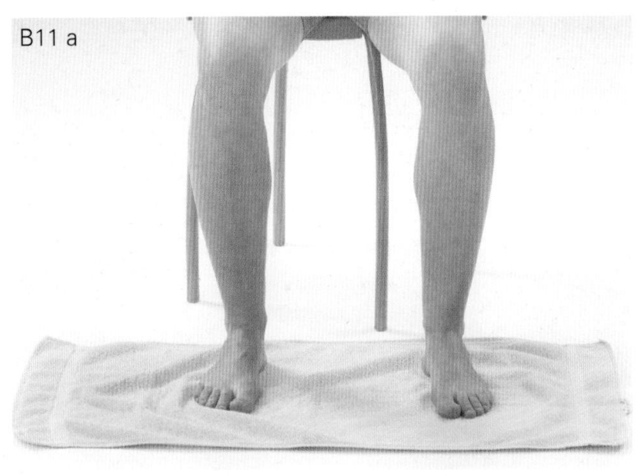

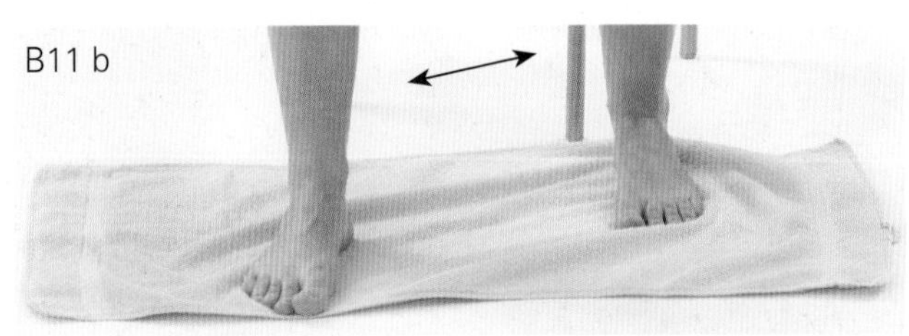

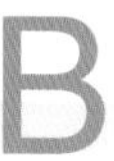

B12　毛巾擦地

还是坐在椅子上。将毛巾折叠一次，放在一只脚脚底下，将毛巾推向前，直到腿部伸直，然后再缩回到凳子边。整个脚掌始终接触毛巾，将这个动作重复数次（30 秒），然后换另一条腿。

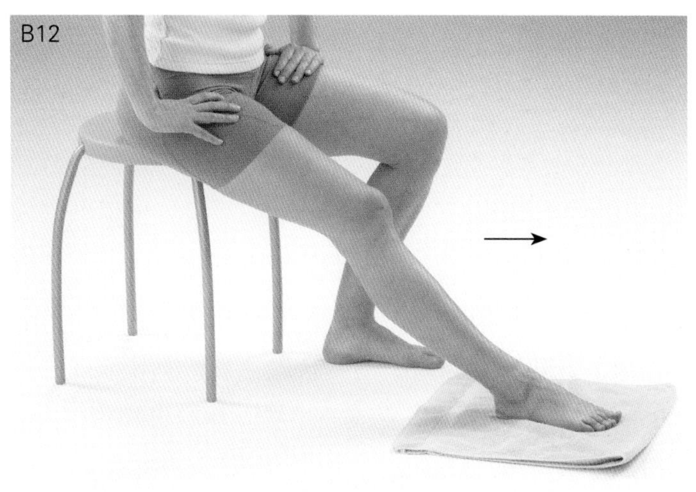

替换练习

- 改变速度。
- 改变方向，向左右两侧移动毛巾，膝关节保持屈曲。

B13　把脚搓热

与上一个练习一样，坐在凳子上，膝关节屈曲，脱下鞋袜，将脚放在铺开的毛巾上，用右脚脚趾抓住毛巾，提起并放在左脚上，用脚趾抓紧毛巾将左脚搓热，然后换另一边，用左脚摩擦右脚。

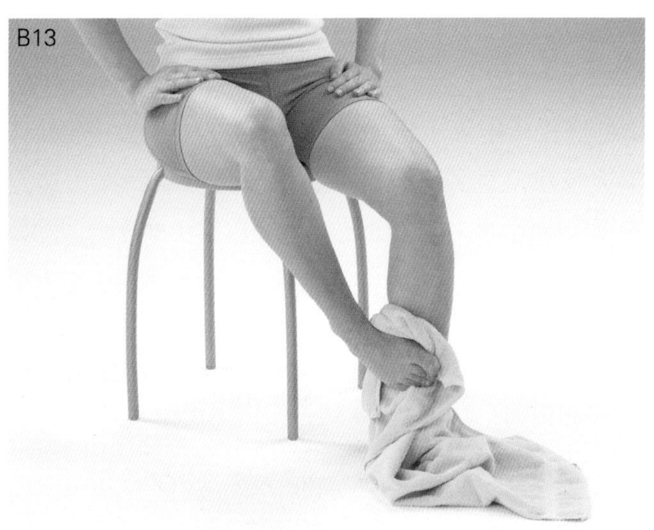

B14 折叠毛巾

将毛巾平铺在地面上，光脚踩在毛巾上。用脚趾夹住毛巾的边缘，将其对折，然后用脚抚顺平整。再次将毛巾对折（a），以此类推，直到毛巾变成一小块。然后再用脚打开毛巾（b），另一只脚的动作相同。

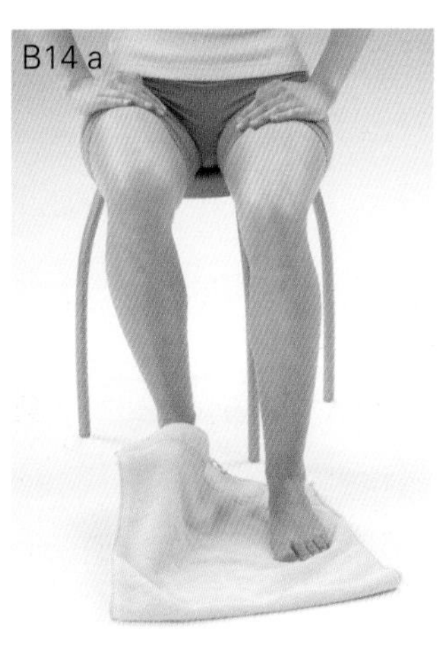

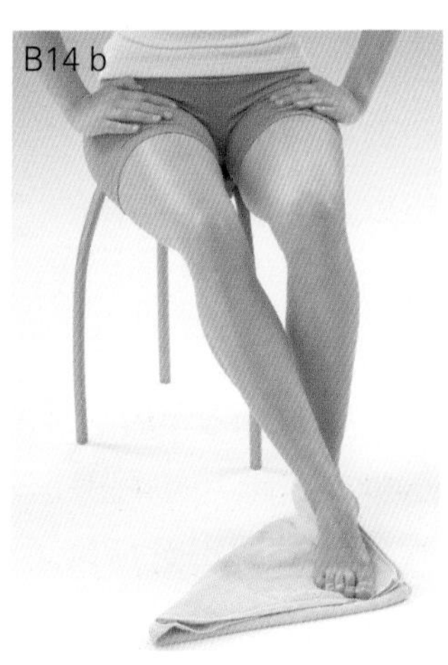

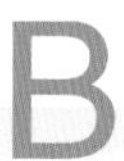

B15　摆动毛巾

同样光脚坐在凳子上，膝关节屈曲，将毛巾在面前摊开。一只脚支撑在地上，用另一只脚的脚趾抓住毛巾，抬起膝关节，向前伸展，然后再次屈曲。将毛巾松开，再把腿放下。重复这一动作动作 10 次，然后换另一条腿。

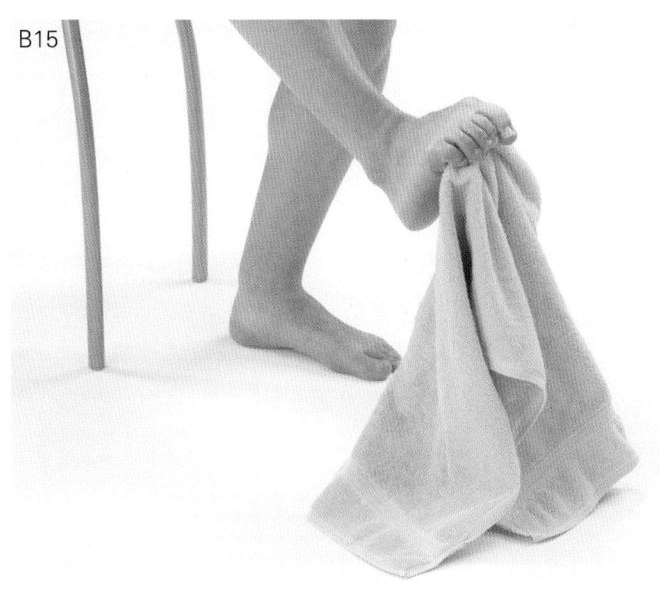

B16　仰卧滚球

仰卧垫子上，双腿伸展，双臂平放在身体两旁。将一只脚的脚跟放在健身球上，不用看球，用脚掌将球沿直线向臀部滚动，然后再往回滚动。向臀部滚动时，脚尖朝下（a）；向回滚动时，则脚尖向上勾（b）。

尽量伸屈膝关节，但不要造成疼痛，避免受伤。两条腿依次训练，每条腿持续 30 秒。

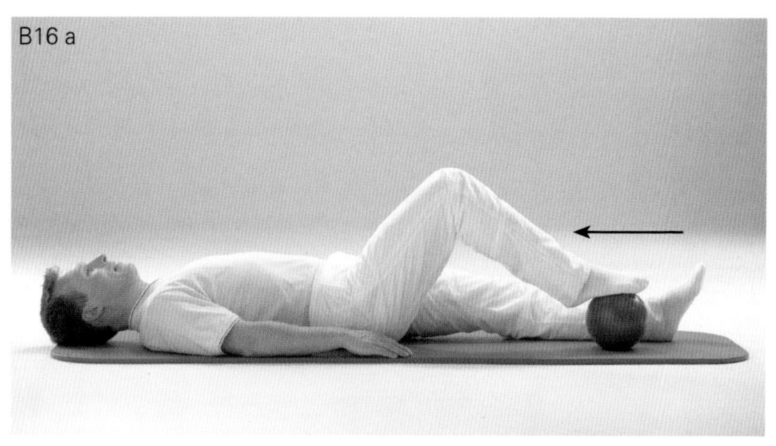
B16 a

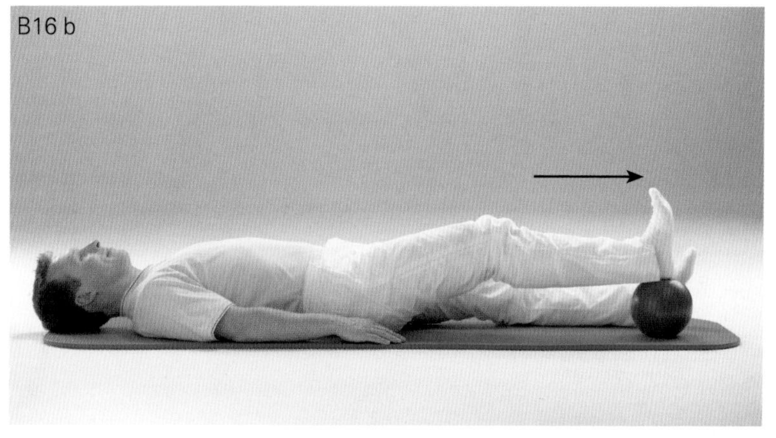
B16 b

B17 坐姿滚球

脊背挺直，坐在椅子的前半部分，膝关节屈曲为直角，手臂自然放在大腿上，将一只脚放在健身球上，另一只脚稳稳地放在地板上，保证在训练过程中不会移动。

用脚掌沿直线向前和向后滚动球，向前滚动（并拉伸腿部）时，脚尖向上勾（a），向后滚动（并屈曲腿部）时，脚尖向下压（b）。每只腿各练习 30 秒，依次轮替。

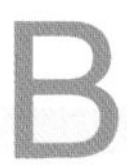

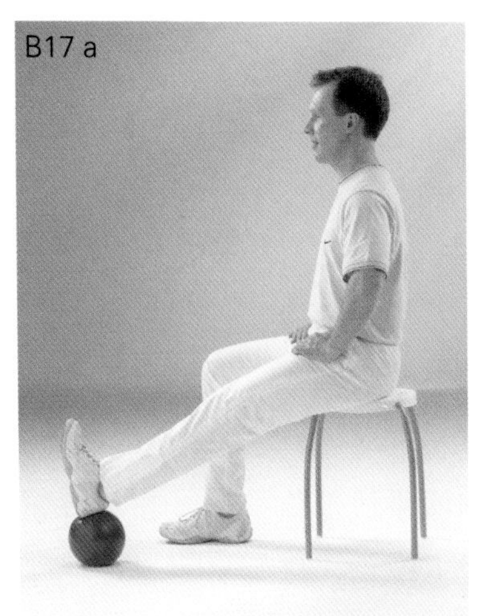

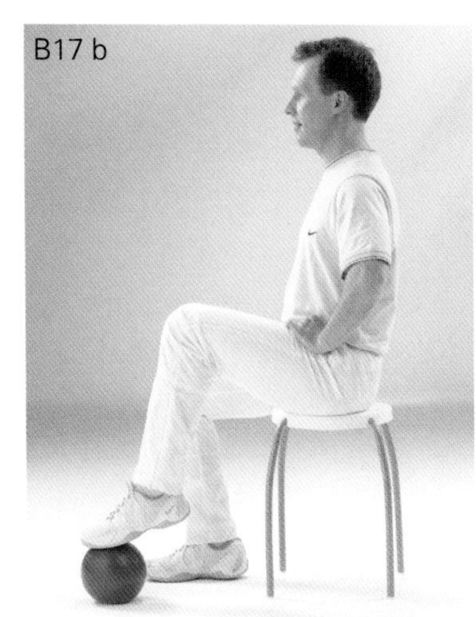

B18 滚球、停球

与上一组训练相同，坐在凳子上，一只脚踩住健身球。将球向右（或向左）踢给另一只脚，另一只腿用脚跟停球，再向回踢。

脚下没有球时，保持这条腿的整个脚掌与地面接触。这一动作持续 60 秒。

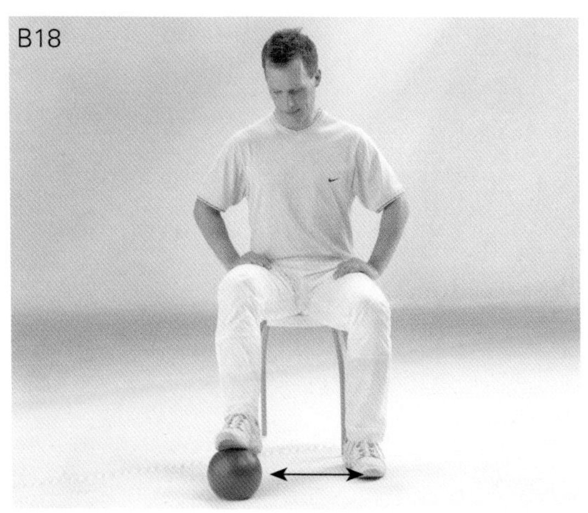

替换练习

- 只用脚跟或脚尖停球。
- 让球沿着对角线斜向前后移动。
- 改变滚球速度。

B19 上下滚球

将运动垫与墙壁垂直放置，然后把健身球放在垫子上。面对墙壁，躺在垫子上，手臂伸展平放身体两侧。膝关节屈曲，脚底放在球上，把球在墙壁上滚动，直到小腿平行地面并与大腿呈 90°角（a）。

现在双脚交替小步将墙上的健身球向上滚动，直到双腿完全拉伸，然后向下回复到原始位置，整个过程持续约 60 秒，练习过程中不要将腿放下（b）。

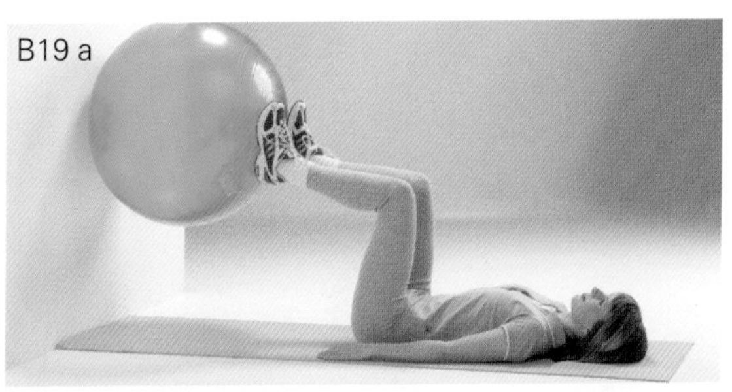
B19 a

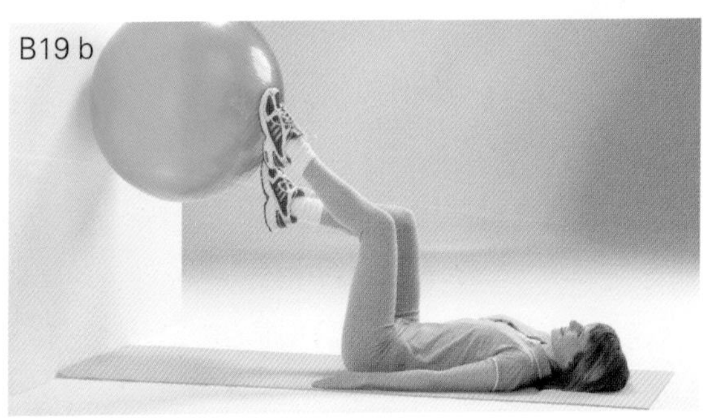
B19 b

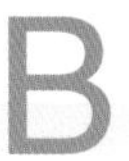

进阶练习

- 将双手放在脖子后面，或者将手臂伸向天花板。

B20　侧向滚球

起始位置同练习 B19，用脚掌把健身球在墙壁上压紧。现在，将墙壁上的球左右移动，直到您可以控制球的最大限度，持续 60 秒。

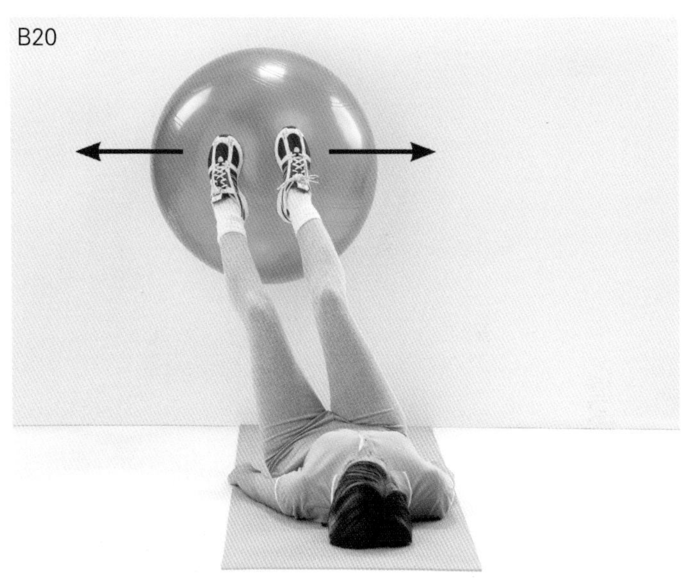

B21　单腿顶球

与练习 B19 一样，用脚掌把健身球在墙壁上压紧，将一条腿屈曲并放在垫子上，另一条腿则将球在墙壁上向上滚动，直到这条腿完全伸展（a），然后再向下滚动球，直到小腿大致水平且只有脚尖接触到球（b）。将健身球上下移动大约 30 秒，然后换另一条腿。

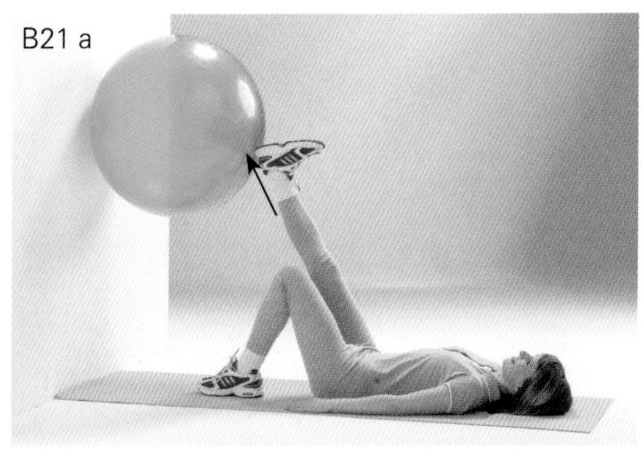
B21 a

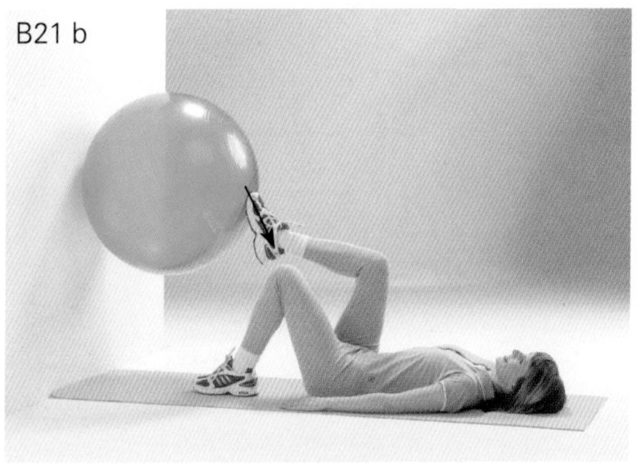
B21 b

替换练习

以膝关节的不同角度将球停住，以建立对球的短时（5 ~ 10 秒）静态控制能力。

提示

确保控球腿的膝关节保持在正确的下肢力线上。膝关节应始终与髋部和脚踝连成一条直线，不能向内或向外偏移。

B22 健身球秋千

背部挺直坐在健身球上，手臂自然放在大腿上，双腿微微分开并屈曲，使膝关节位于脚踝正上方。用髋部驱动健身球前后滚动 60 秒（a，b），保持身体不会滑落，双脚不会离开地面。

随着健身球前后滚动，膝关节也会轻轻活动。练习中应始终保持正确的下肢力线，保持髋、膝和踝呈一条直线，膝关节不要向内或向外偏斜。

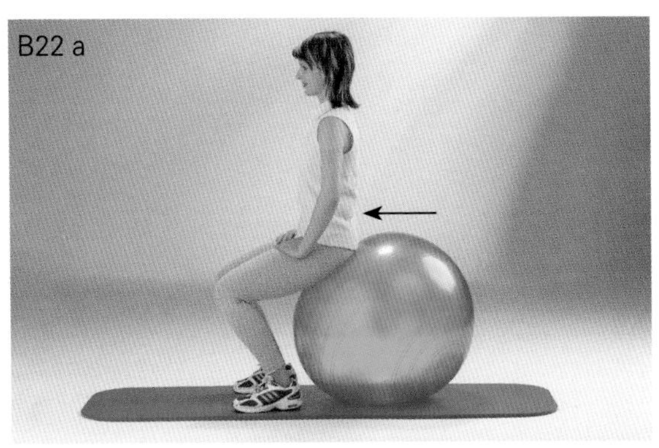

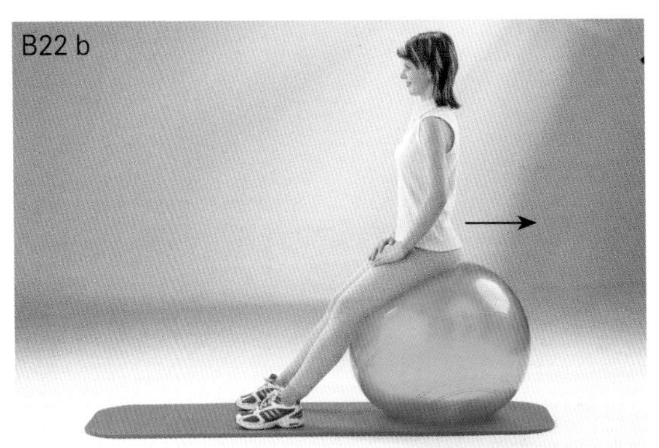

进阶练习

与上一个动作一样，把手放在大腿上。

– 向后滚球时，背部挺直并向前倾，膝关节伸直，抬起脚尖（c）。这样能够使整条腿的后部得到伸展。

– 向前滚球时，背部挺直并向后倾，膝关节屈曲（至多到拉伸极限），同时将脚跟向上提（d）。如果难以保持平衡，就还把脚平放在地面上。

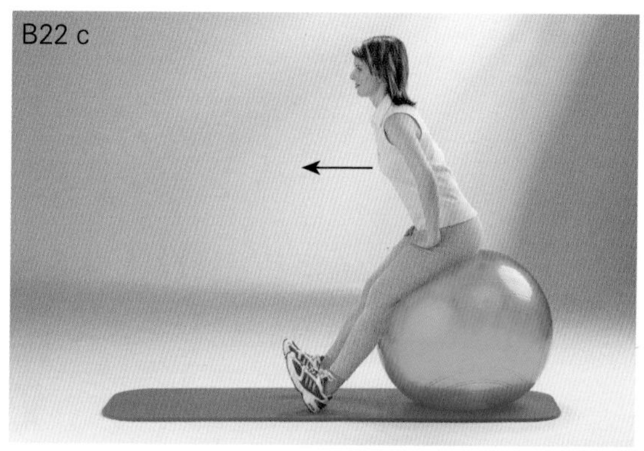

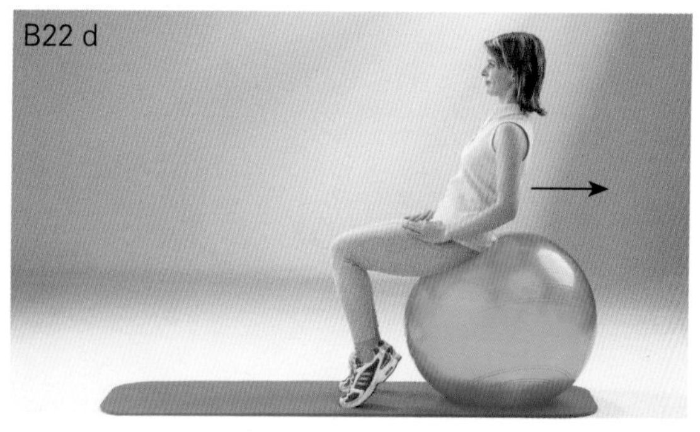

肌肉拉伸 C

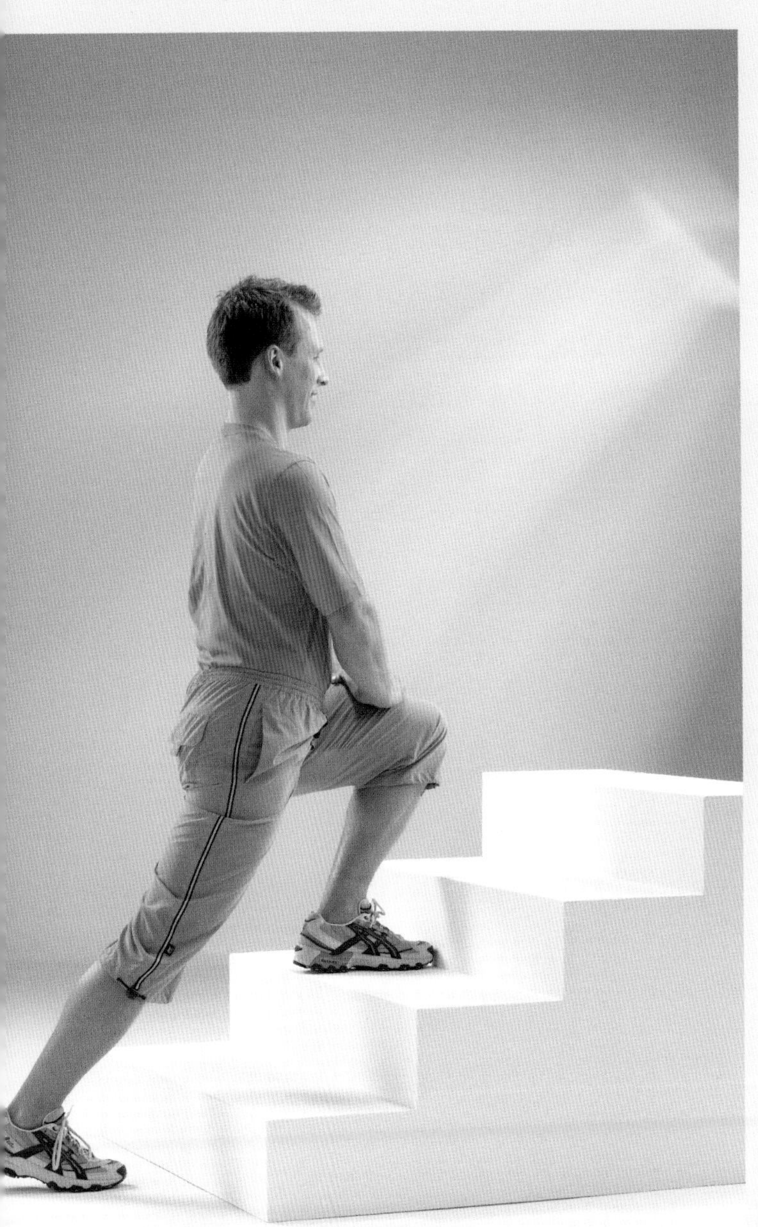

日常动作带来的压力以及为了缓解疼痛而采取的保护措施会导致膝关节周围的肌肉变弱，肌肉力量、张力与肌腱长度失调。这会使得膝关节受到的压力增加，关节磨损也可能会加快。因此，接下来将介绍给您的拉伸练习以及E部分的肌肉强化训练（第124页）的目的都是防止肌肉失衡。

所有拉伸运动的原则是在训练中和训练后不会引起肌肉或关节疼痛。为从根本上避免膝关节疼痛，每个训练都可以采用两种不同的方式进行：静态或动态。

方法1：静态拉伸

静态拉伸时，肌肉被持续缓慢地拉伸至极限。您可以明显感受到拉力，但并不感到疼痛。静态姿势应保持15～30秒。如果感到拉力降低，则可以继续拉伸肌肉，直到再次有拉伸感。不要突然减轻拉力，而要缓慢放松。以这种方法连续拉伸肌肉2～3次。

方法2：温和而有节奏的动态拉伸

动态拉伸同样是缓慢地达到拉伸极限，但只保持3～5秒，然后降低最大拉力，接着再次拉伸3～5秒。如此反复短暂拉伸5～7次。如上所述，肌肉也将连续两次被完全拉伸。

在关节不适的情况下，方法2更能凸显其优点。它可以显著减少拉伸肌肉对关节产生压力的时间，以及由此可能引发的疼痛。对于动态拉伸而言，重要的是不能一下子拉伸到底，而应逐渐达到极限。

大腿后侧肌肉拉伸

C1 仰卧拉伸

仰躺在运动垫上，一条腿伸直，另一条腿髋关节屈曲90°，屈曲膝关节。用双手、毛巾或者弹力带拉住大腿（a），并向头侧提拉，直至大腿后侧有明显的拉伸感但并不会感到疼痛（b）。保持这一姿势约5秒，然后将腿慢慢移回起始位置，接着再次拉伸。重复练习5 ~ 7次，然后换另一条腿。

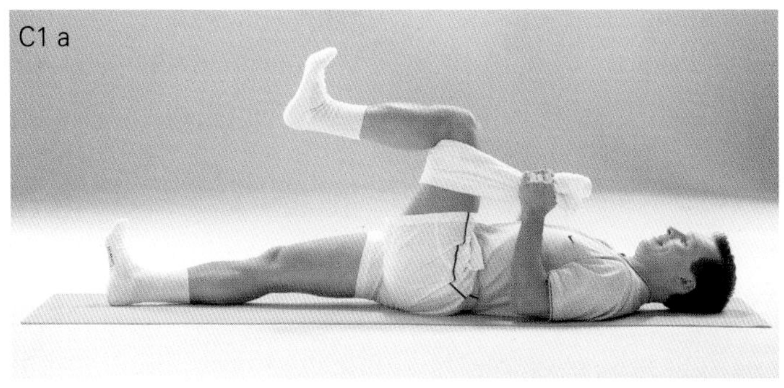
C1 a

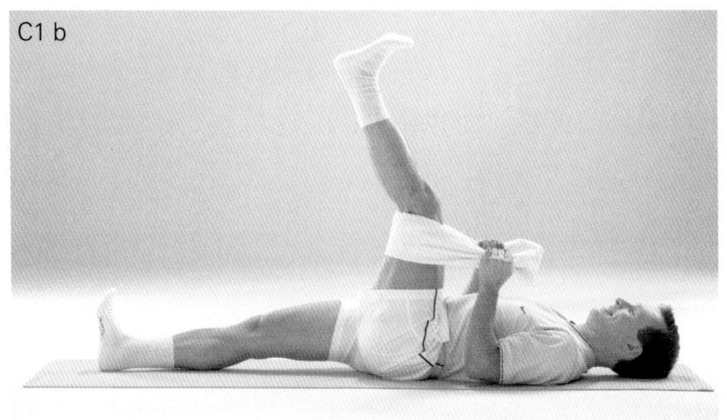
C1 b

替换练习

伸展膝关节的同时将脚尖朝膝关节方向拉（c），则可以拉伸整条腿的后部肌肉。也可以用毛巾或弹力带兜住脚尖，用双手牵拉来完成动作。

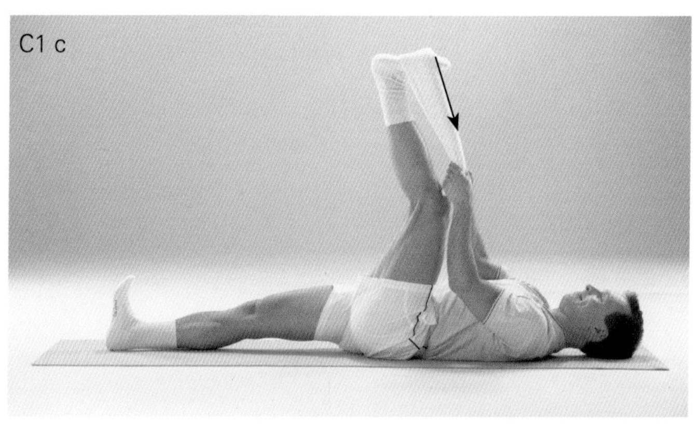

C2 站姿拉伸

上身挺直站在椅子前面。一条腿向前伸，脚底踩在椅子边缘（a）。

双手按住大腿，上身挺直，缓慢向前倾（b）。当大腿后侧出现明显拉伸感（而非痛感！）时，上下轻轻活动脚尖以增强拉伸力量。两条腿交替练习。

提示

一定要将椅子放稳，使其不会因为受到压力而滑动。例如靠墙壁上。

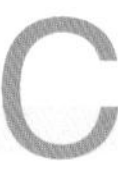

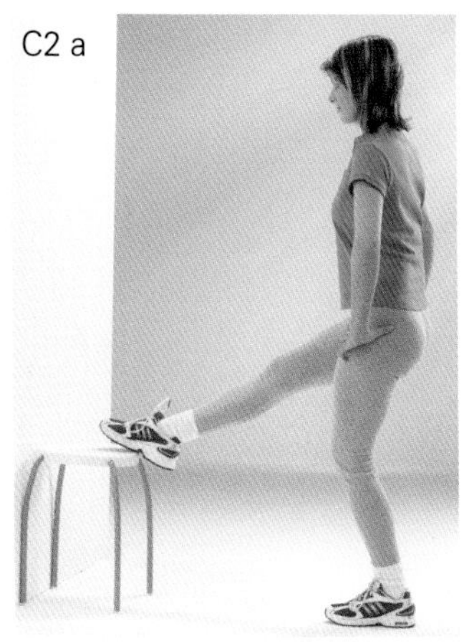
C2 a

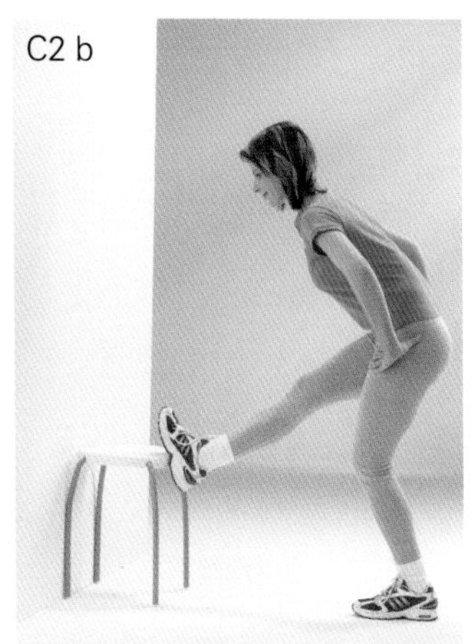
C2 b

C3 跨步拉伸

向前跨出一条腿，脚跟着地。后腿脚底踩实地面。现在，屈曲后腿膝关节降低重心（a），同时挺直腰背向前倾斜（b）。

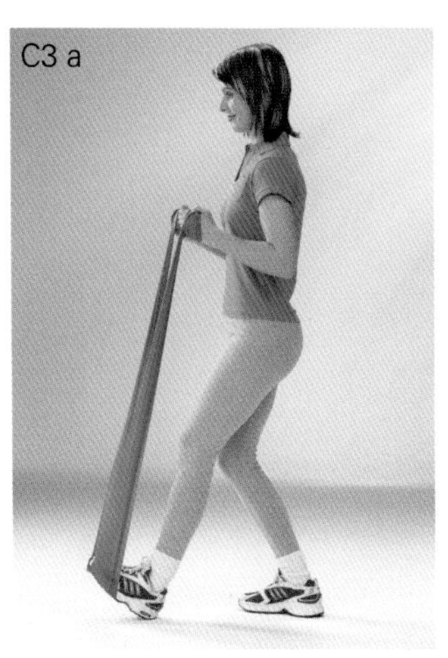
C3 a

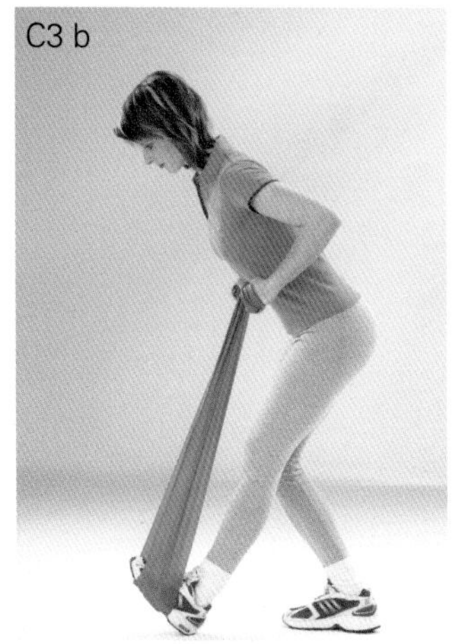
C3 b

您可以用弹力带加强对前腿的拉伸：用弹力带兜住脚尖，双手把带子拉向身体。别忘了也要拉伸另一条腿。

C4 坐姿拉伸

坐在运动垫上，微微屈曲膝关节，上半身和头部微向前倾。手臂支撑在垫子上（a）。

现在挺胸抬头，拉直上半身。同时，尽力伸直膝关节。双臂放在身体后侧的垫子上，支撑身体，便于伸展脊椎（b）。

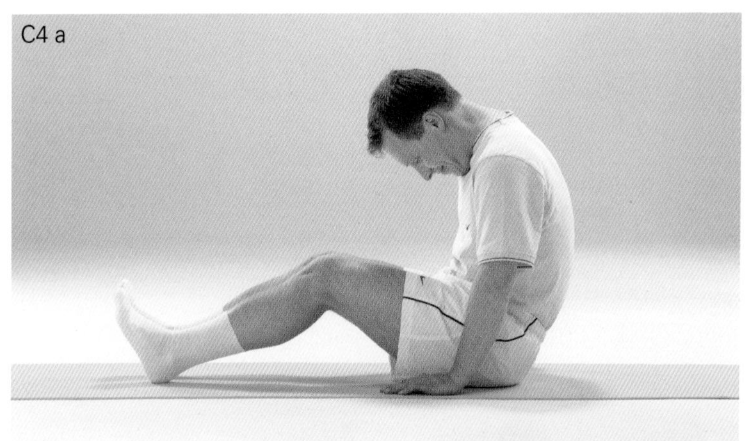
C4 a

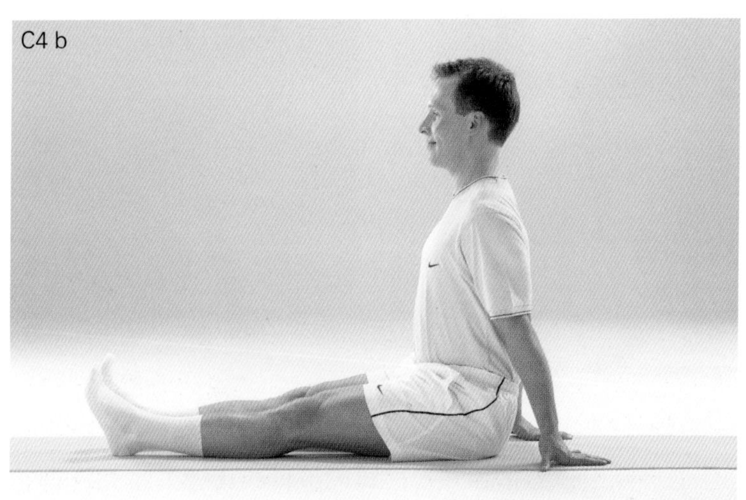
C4 b

大腿前侧拉伸

C5 侧卧拉伸

先仰卧健身垫上，然后转动身体至侧卧位。下腿的膝髋屈曲 90°，下方手臂舒适地枕在头下面。上腿沿身体中心线向后伸，膝关节屈曲，另一只手握住脚踝向后拉伸（也可以用毛巾兜住脚踝向后拉伸），直至大腿前部感到明显紧绷，但无痛感。转换方向拉伸另一条腿。

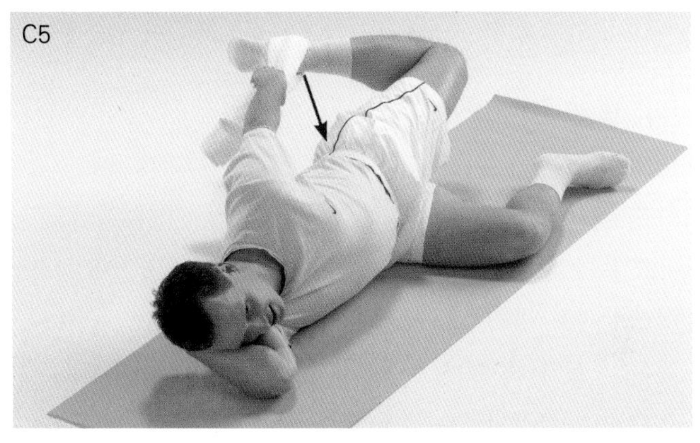

C6 辅助单腿站立

直立站在凳子前。一侧腿膝关节屈曲后伸，将脚尖和脚背放在身后的凳子上。注意保持大腿稍向后伸。缓慢屈曲站立的那条腿，保持对肌肉的控制，直至大腿前部有拉伸感。为更好地保持平衡，尤其是用伤腿站立时，最好借助支撑物，比如健身棒、手杖或椅子靠背等，这些器具可以帮助您站得更稳。然后再换另一条腿练习。

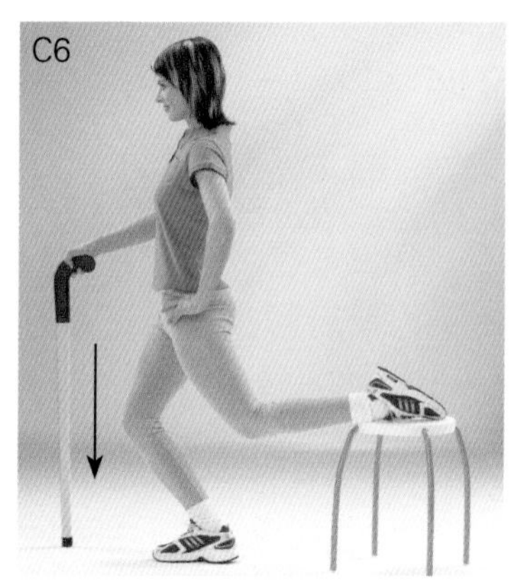

C7 单腿无支撑站立

进行该练习时应确保身体平衡。先站直，将弹力带绕过拉伸腿的脚背，双手拉住弹力带，越过同侧肩膀。将后侧腿向后伸，双手将弹力带越过肩膀向下拉，直到大腿前侧绷紧。换腿进行同样的训练。

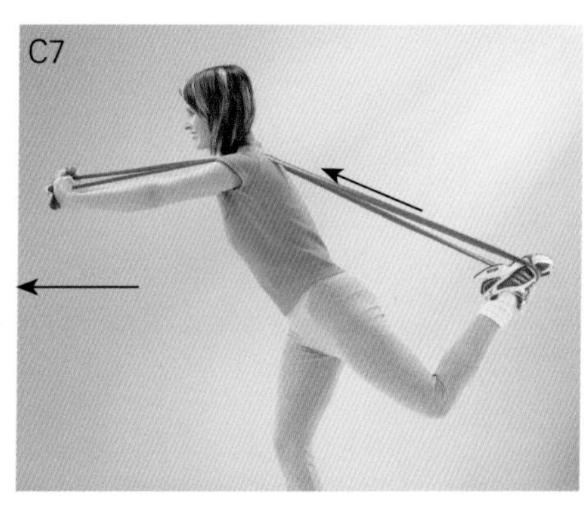

伸展时请注意收紧身体核心，避免腰部松垮。

提示

如果难以保持平衡，可以靠墙支撑身体侧面进行练习（这种方法同样适用于类似的练习）。

大腿内侧肌肉

C8　站姿拉伸

挺胸抬头，双手叉腰。一条腿侧向伸直，另一条腿屈曲，将重心转移到屈曲的腿上。

伸直的腿向内向下压，脚尖朝前，不要偏移。后背挺直。当这条腿内侧有明显拉伸感时，保持 5 秒。然后将身体重心移到另一条腿上，同样将另一条腿拉伸 5 秒（两条腿各 5 次）。

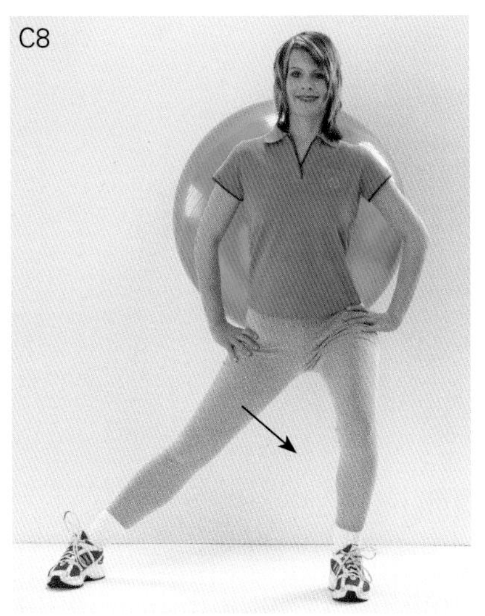

提示

可以在后背和墙壁之间放一个健身球以减轻膝关节承受的压力。

C9 仰卧拉伸

仰卧健身垫上。屈曲双腿，双脚合拢。膝关节缓缓向外下沉，保持对肌肉的控制，直至双脚脚掌相对。轻压膝关节或大腿内侧可以增大对肌肉的拉伸幅度。

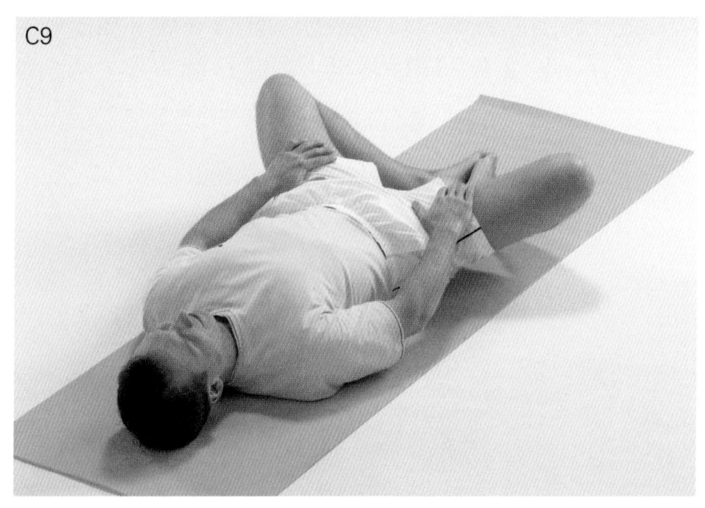

小腿后侧肌肉

C10 跨步拉伸

面朝墙站立，双脚尖朝前，前脚脚尖离墙约一足距离。为减轻前腿的压力，可以将双手支撑在墙面上（a）。现将重心转移到前腿。保持后腿伸直，脚跟不能离地（b）。该训练用于拉伸小腿后侧较长肌群。双腿交替训练。

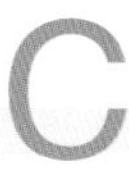

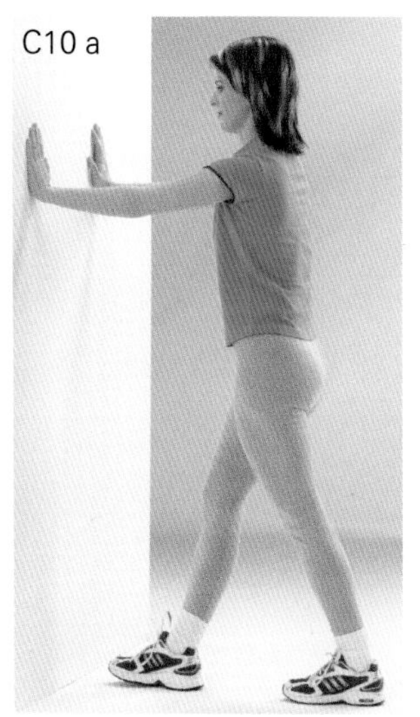

C10 a

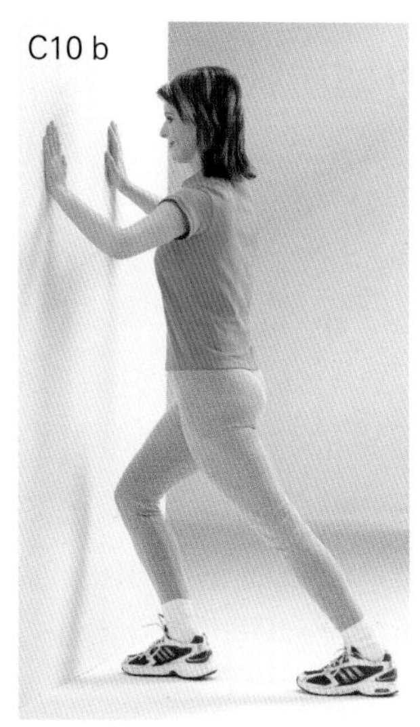

C10 b

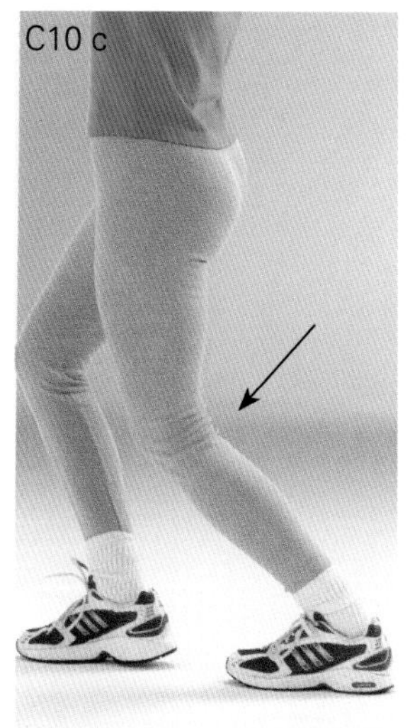

C10 c

替换练习

为拉伸小腿后侧较短肌群，跨步距离须减小一些。前腿保持不变，后腿膝关节屈曲（c）。保证脚跟始终在地板上。

臀部屈肌（腹股沟）

C11　跨步前压

跨步站直，双足脚尖朝前，手臂屈曲，双手搭在臀部两侧（a）。重心前移至前腿，前腿膝关节稍微屈曲。后腿脚跟可以抬离地面，但不能向内旋转（b）。重要的是保持上身直立，不要前后倾斜。

重心前移，后腿腹股沟处出现拉伸感，但不至疼痛。另一条腿以同样方式进行拉伸。

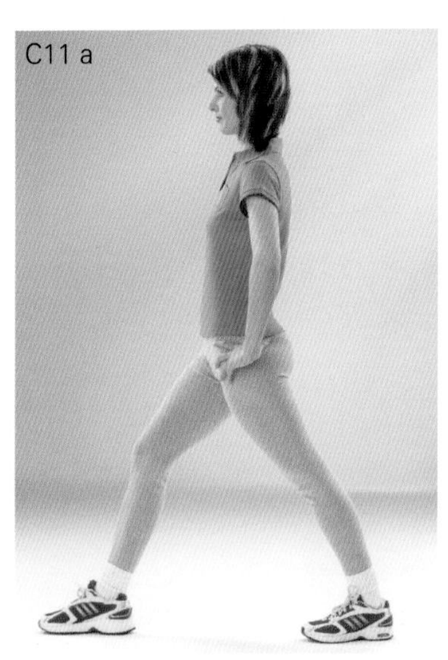
C11 a

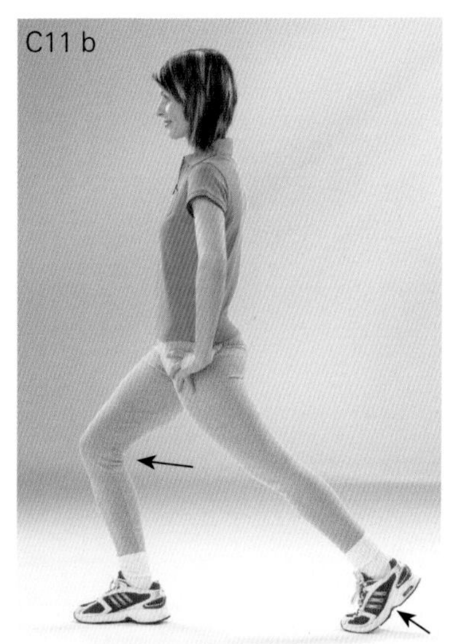
C11 b

替换练习

为减轻前腿压力，可将双手支撑在墙上（见练习 C10）。

C12 台阶拉伸

做出跨步上楼梯的姿势，前腿跨在第二级台阶上，双手支撑在大腿前侧（a）。

将身体重心转移到前腿，稍微屈曲膝关节。后腿伸直，脚踩在地面，脚跟可以抬离地面。双足脚尖朝前，背部保持直立（b）。

后腿腹股沟处有拉伸感，换腿练习，在台阶上做拉伸会比在地面上更有感觉（对比 C11）。

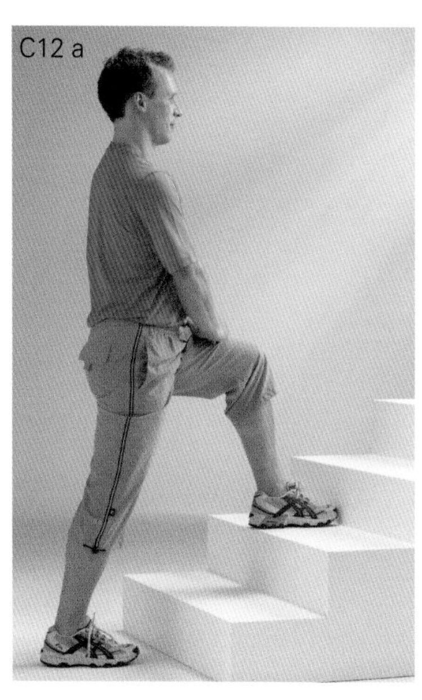
C12 a

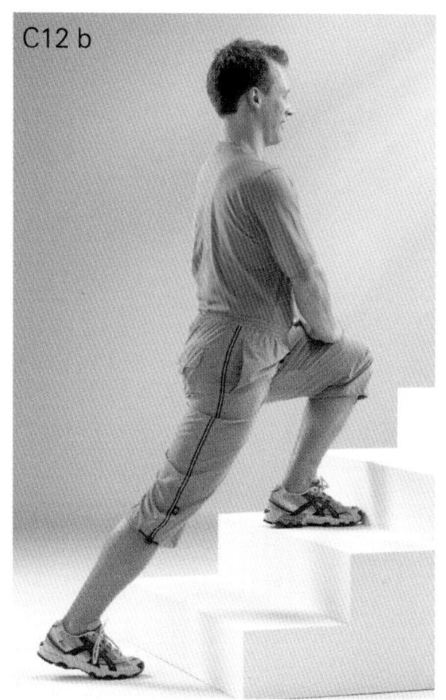
C12 b

替换练习

靠近楼梯栏杆，拉伸时可用一只手抓住栏杆。

D 平衡训练

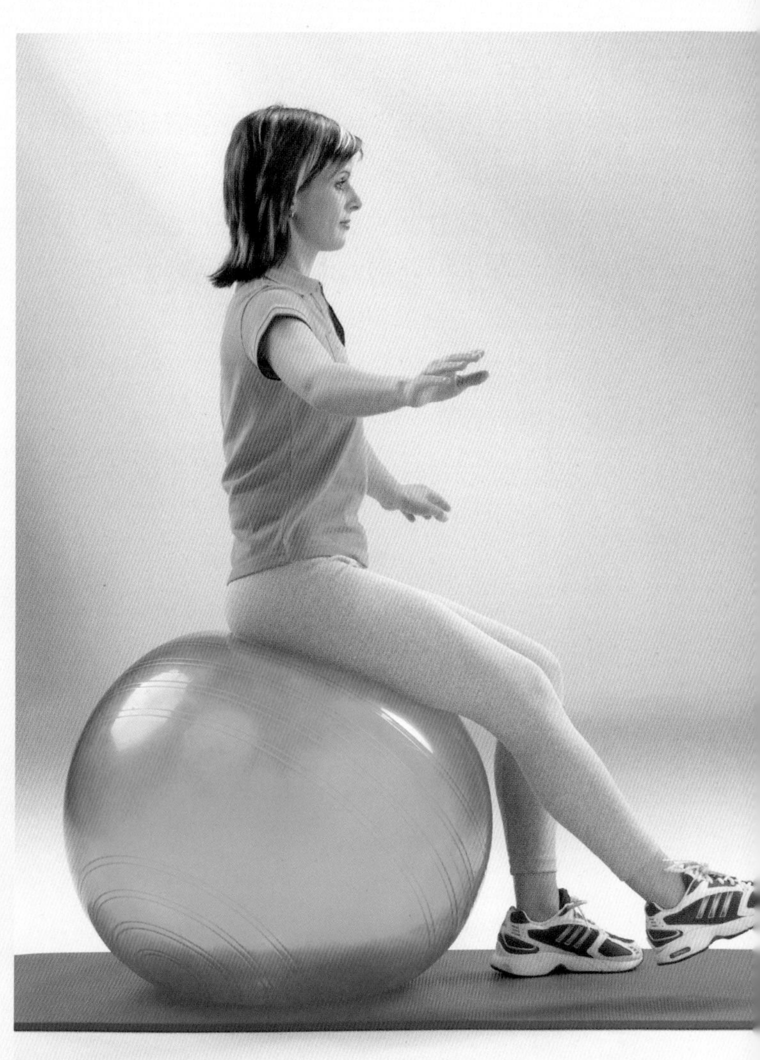

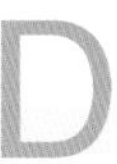

平衡训练一直是运动复健的一部分，但仅适用于进阶练习，并且前提是神经肌肉系统尚未疲劳。因此，建议不要进行超过 20 分钟的平衡训练。一方面，疲劳加剧可能会导致错误的压力；另一方面，有可能影响其他训练的有效进行。

在进行所有单腿站立状态下的训练时，要有意识地控制下肢力线，以此来稳定膝关节，避免侧向（向内或向外）出现较大的“摆动”。平衡训练还可以增强肌肉力量。如果感到疲劳，应停止训练。肌肉疲劳表现为肌肉颤抖，有时会失去平衡，必须用手臂费力地保持平衡。

对于您个人的膝关节锻炼计划，我们建议每天进行两次平衡训练（但仅适用于有经验的练习者）；每次时间大约为 5 分钟。

平衡训练的四项原则

从容易到困难

首先请徒手训练，掌握徒手训练之后才可以开始使用器械训练。

从熟悉到陌生

在开始新的动作之前，请用已经学会的动作来进行平衡训练。

从简单到复杂

平衡训练的难度会逐渐增加：比如从两腿站立到单腿站立，从睁眼训练到闭眼训练，或者从站立在稳固的平面到不稳固的平面。请遵守训练说明中的相关提示，只有当您已经完全掌握了上一个难度等级的训练后，才能进入下一个难度等级。

安全是第一要务

特别是在开始时，请确保附近有墙壁或桌椅等支撑物，可以在失去平衡时用手支撑。

徒手站立训练

D1 感知训练

挺胸抬头，两脚分开，与肩同宽，手臂悬垂。尝试闭眼静站 1 分钟。您是否由于体内的自然律动，如呼吸、心跳、血液流动等，而无法做到这一点？

保持身体直立，现在向前（a）和向后（b）倾斜身体，分别 10 次。注意感知脚底的压力变化。压力移动到了哪里？

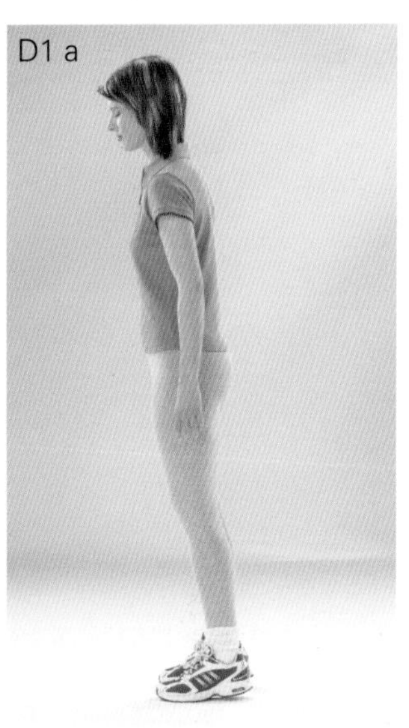
D1 a

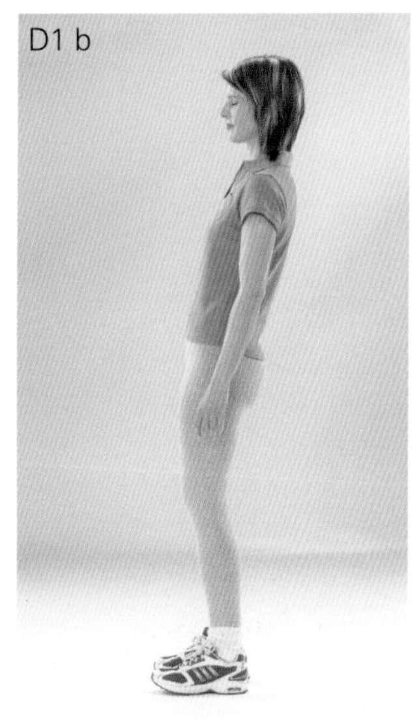
D1 b

您可以在不失去平衡的情况下来回移动多远？继续转移重心，向左（c）10 次，向右（d）10 次。

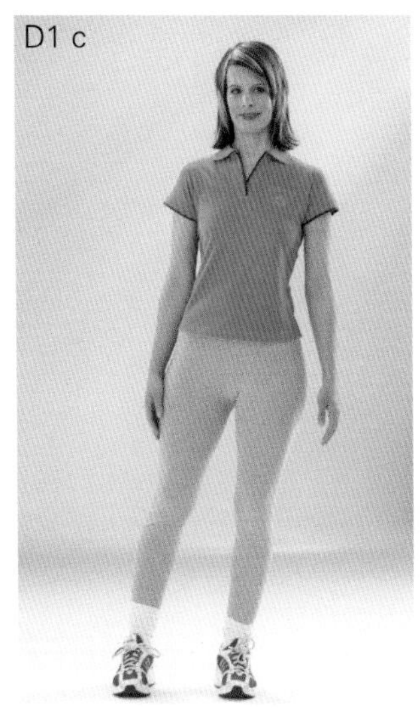

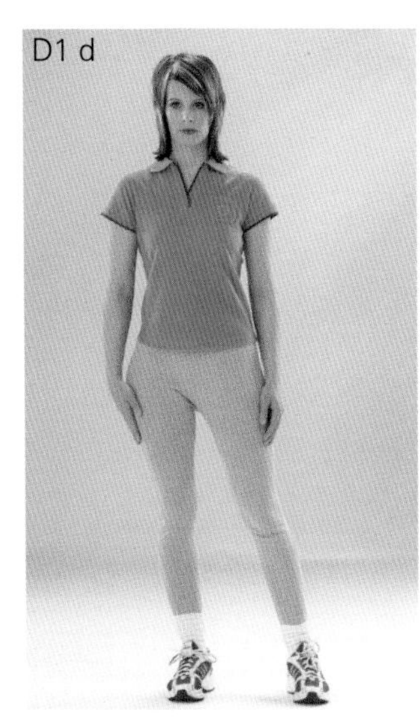

进阶练习

－ 将脚趾（e）和脚跟（f）交替抬离地面。在每个方向上重复此动作 10 次。

－ 并拢双腿，脚踝相触，画圈调整重心：顺时针 10 次，逆时针 10 次。

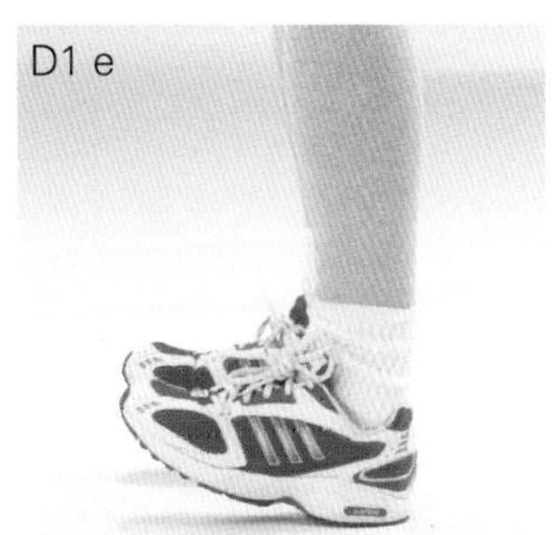

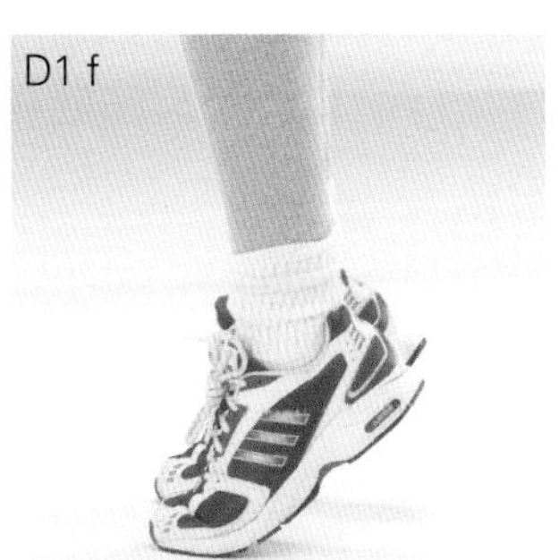

D2 一字步站立

双脚前后站立在一条假想的直线上。将手臂水平伸展身体两侧以保持平衡。

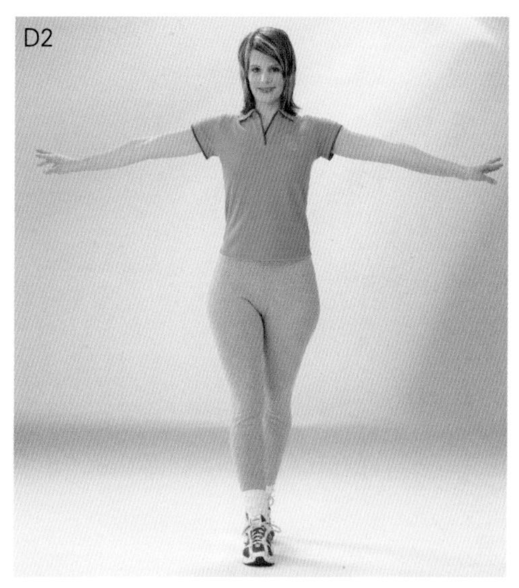

替换练习

- 视线轮流看向天花板、地板，然后向左、向右各看 10 次。
- 闭上眼睛几秒钟，然后再睁开。
- 将右臂向天花板方向伸展，左臂放在身体的侧面。然后缓慢轮换手臂位置，保证身体不会失去平衡。

D3 前后摇晃

走路姿势站立。前后摇摆上身，使重心交替放在两条腿上。重心向后移动时，前脚脚尖抬起（a）。重心向前移动时，后脚踩地，脚跟抬起（b）。始终保持上半身笔直（来回 10 次）。

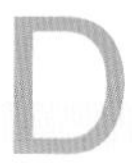

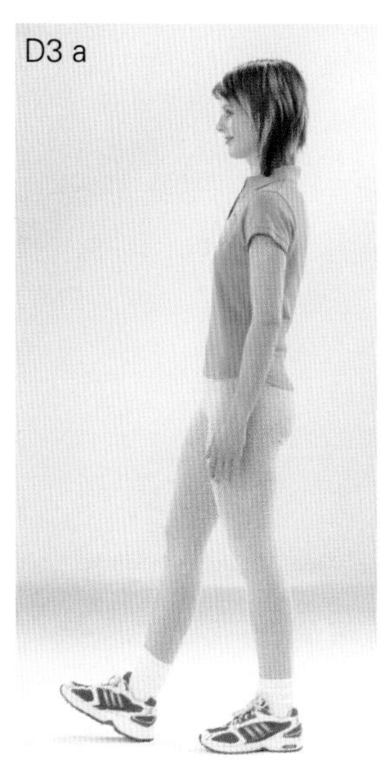

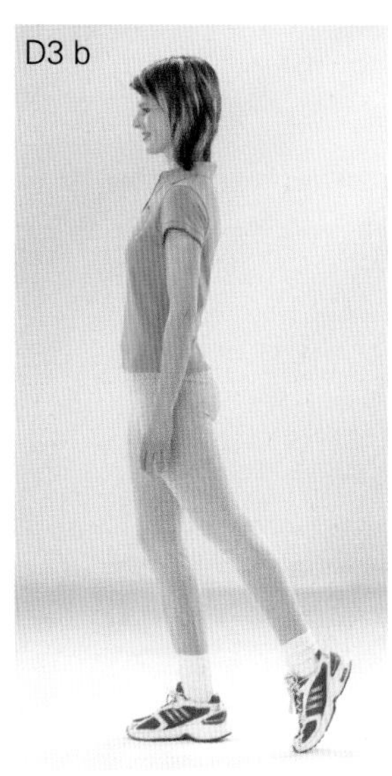

替换练习

重心向前移动时，抬起后脚的脚尖而不是脚跟，重心向后移动时，抬起前脚的脚跟。每次站立 5 ~ 10 秒，保持平衡。

D4 交替踢腿

这项练习专门训练动态平衡。您将不断变换支撑腿，每次都需要重新找到平衡。双腿分开站立，与肩同宽。尽可能快地按图 a ~ d 顺序顺时针进行 3 轮训练，然后再按照逆时针方向完成 3 轮动作，但一定要保证安全。再将整个过程重复一遍。

提示

在两次训练之间缓慢行走来放松双腿，休息 20 ~ 30 秒后再进行下一轮训练。

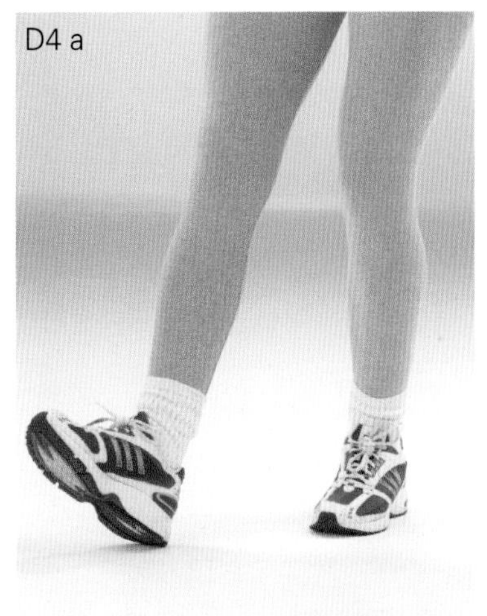

a. 右脚脚跟向右前方点地，然后收腿

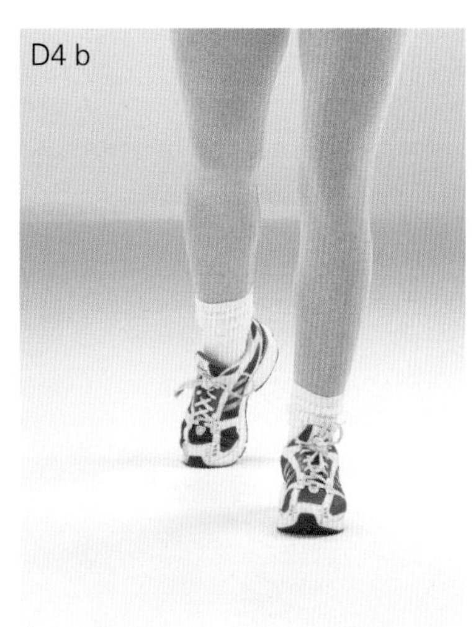

b. 右脚脚尖向右后方点地，然后收腿

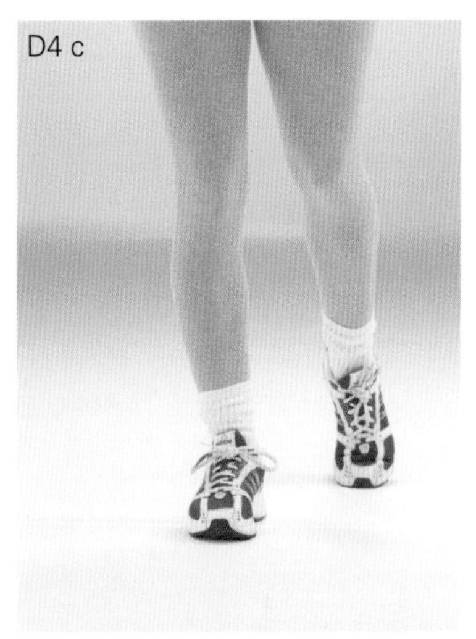

c. 左脚脚尖向左后方点地，然后收腿

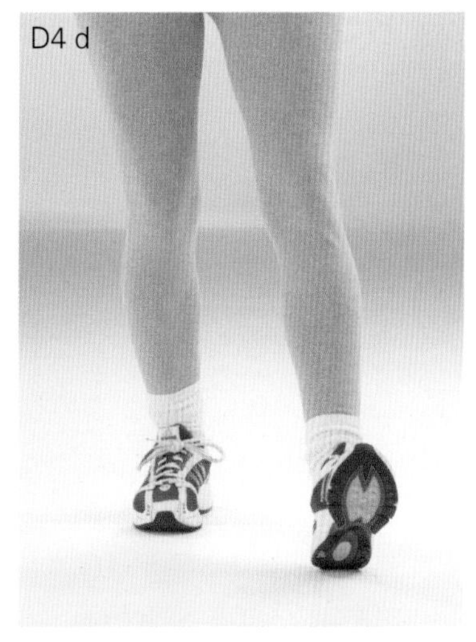

d. 左脚脚跟向左前方点地，然后回到起始位置

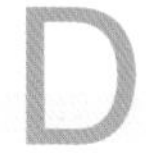

用健身球训练

D5 单腿站立

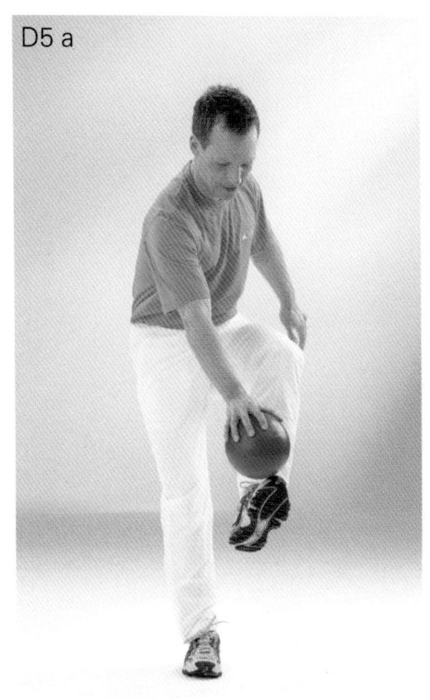

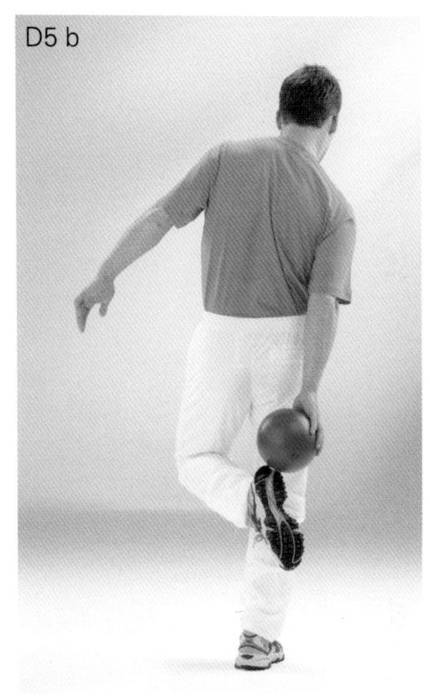

a. 双脚平行站立，间隔一掌距离，膝关节略微屈曲。右手拿球。左膝抬高、勾脚抬腿，用左脚尖去碰健身球，然后左腿回到原处。接下来左手握住球，抬起右脚触碰脚尖。交替重复练习 10 次

b. 右手持球向后，将左脚脚跟踢向臀部，用脚跟轻触球。换一侧继续，左手持球，右脚脚跟向后抬起触球。交替重复 10 次

提示

单腿站立时，支撑腿不应完全伸展，这样更容易保持平衡。

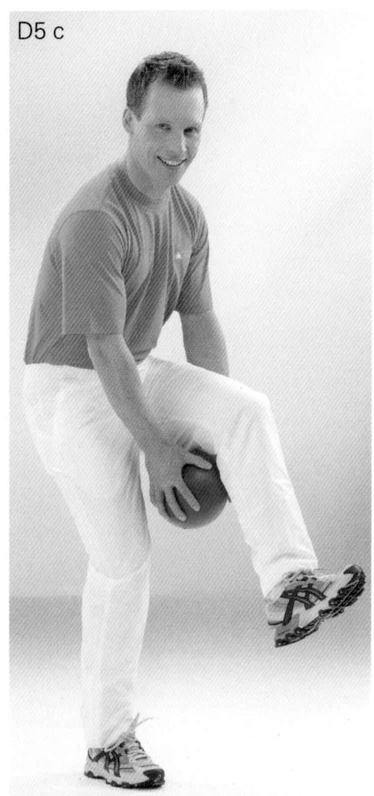

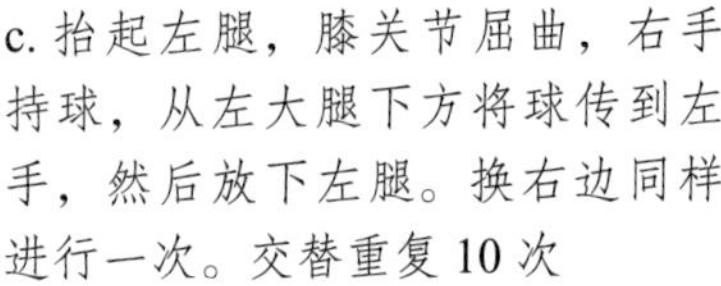
c. 抬起左腿，膝关节屈曲，右手持球，从左大腿下方将球传到左手，然后放下左腿。换右边同样进行一次。交替重复 10 次

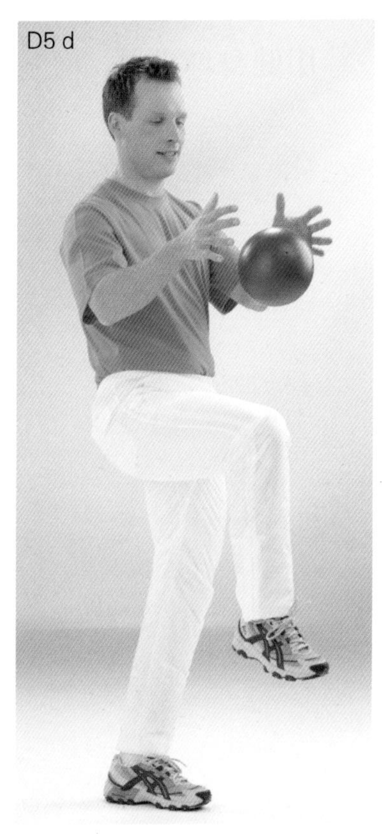

d. 单腿站立，抬起右膝关节，让球在右大腿上弹一下，然后再抓住球。接着换左边进行。交替重复 10 次

进阶练习与替换练习

– 保持单腿站立姿势，将球在大腿下方连续传球 2 ~ 3 次。

– 保持单腿站立姿势，让球在大腿上连续弹跳并抓球 2 ~ 3 次。

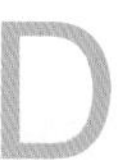

坐球训练

D6 坐在球上

挺直上身坐在健身球上。球应该足够大，使得膝关节能够保持较大屈曲角度。双腿自然分开，双手放在大腿上（a）。自由上下运动感受健身球的弹力，改变摇摆运动的高度和速度（b）。如果感觉不安全，请将球放在凳子旁边，并将背部紧贴墙壁。

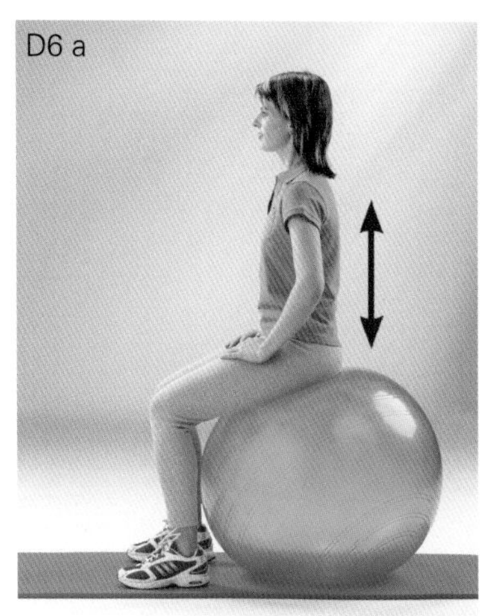

D6 a

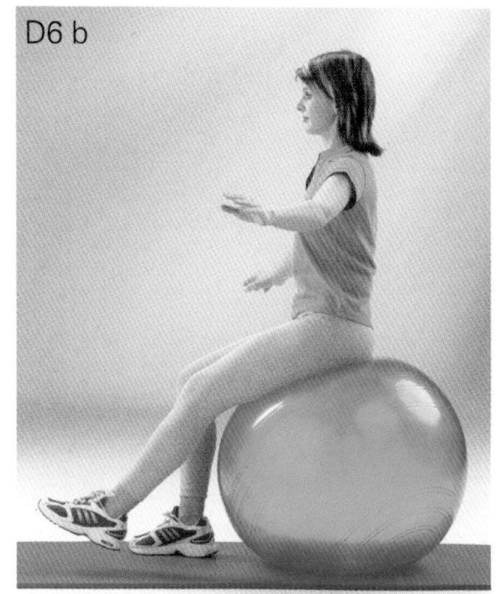

D6 b

进阶练习

– 在做这一动作时，将一只脚稍微抬离再放回地面。左右交替 10 次。

– 熟练之后，还可以在上下弹动时将腿伸开并抬高。但一定小心不要跌落！

D7 踩球站立

站在健身球前方距离约一步。将左脚踩在球上，手臂支撑在髋部以保持平衡（a）。

现在，将重量小心地转移到前腿。确保正确的下肢力线（髋、膝、踝保持一条直线，脚尖不要侧向倾斜）。

将上身向前倾斜然后再次移回（b）。动作从小幅度开始，向前移动 10 次，再向后移动 10 次。另一条腿重复练习。

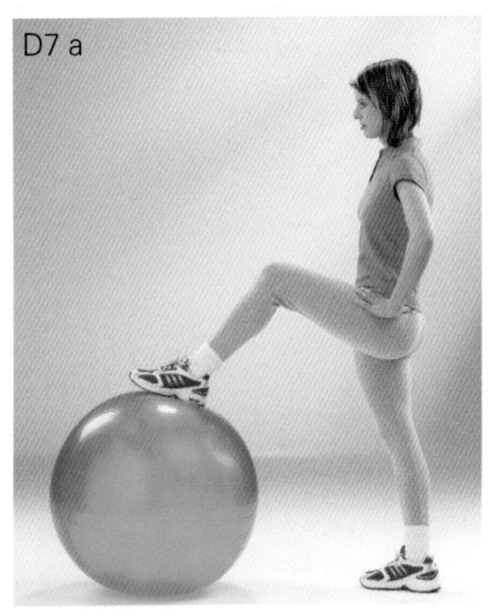
D7 a

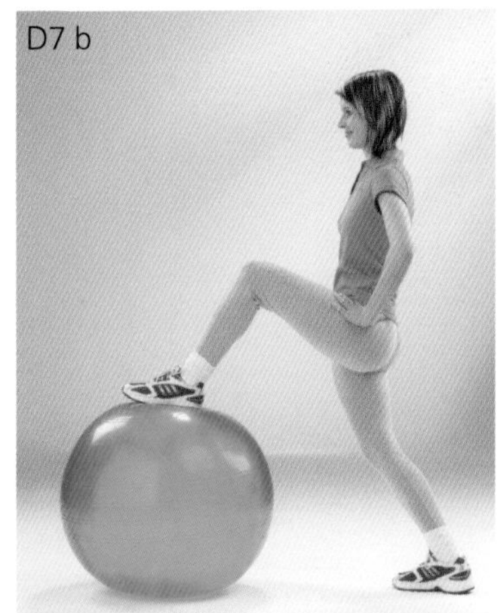
D7 b

提示

如果不能保证安全，可以在墙壁旁边练习，这样可以随时支撑自己，或者可以找一个支撑物，例如一根杆子。

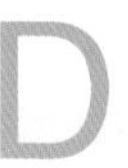

D8 后背摇摆训练（进阶练习者）

首先自然地坐在健身球上。身体随着脚缓慢向前移动，直到后背靠在球上（a）。最后上身与大腿（b）形成一条直线，向上看天花板。然后小步慢慢返回，直到重新坐在球上，回到初始位置。

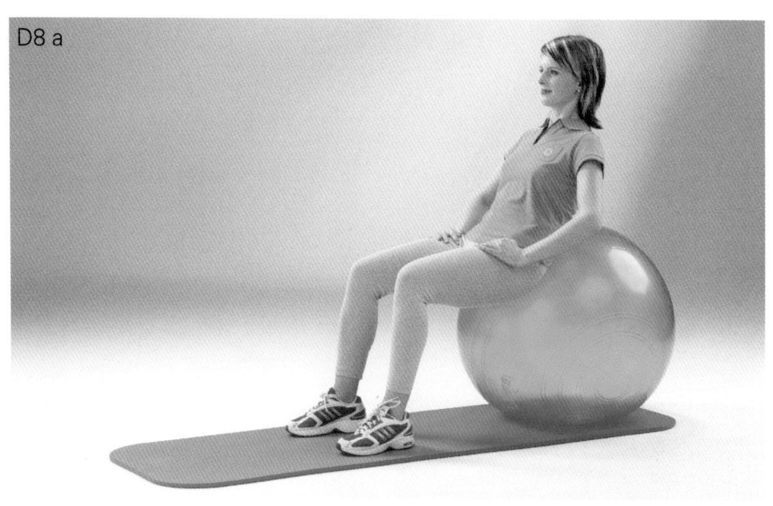

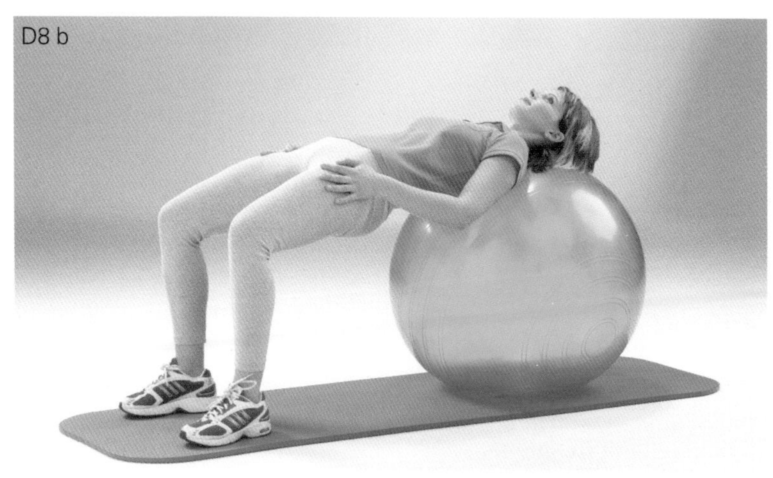

平衡半球训练

D9 双腿基础训练

双腿同时站在平衡半球上，球面朝下。然后小心地向前、向后倾斜（a+b）。重复大约 10 次。

然后左右倾平衡半球（c+d）。如果已经熟练掌握，请尝试在没有支撑的情况下进行训练。可将手臂稍向侧面伸展，以便保持平衡。来回重复 10 次。

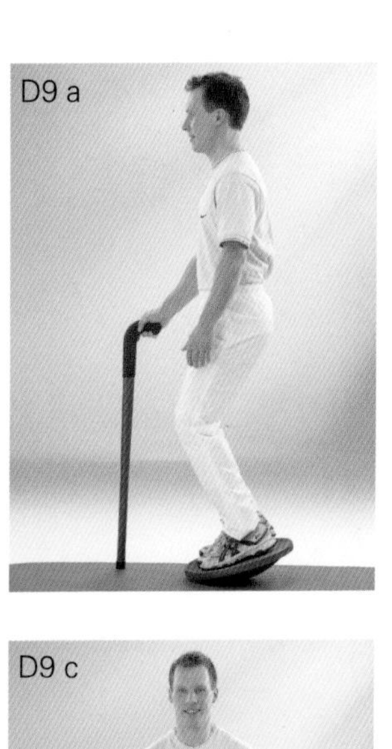
D9 a

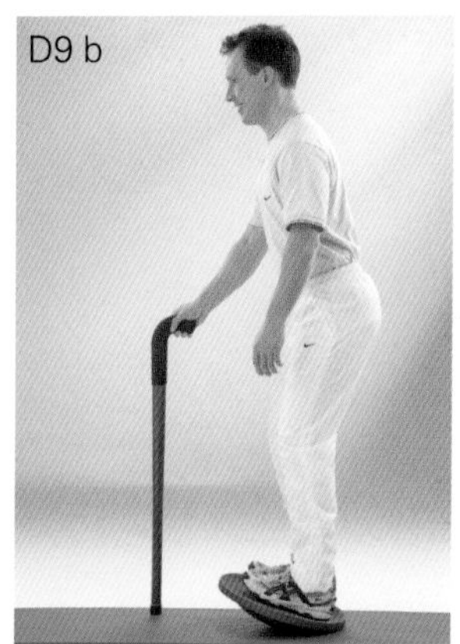
D9 b

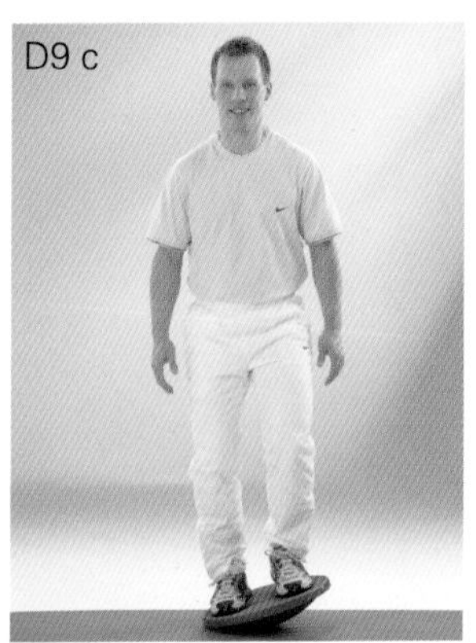
D9 c

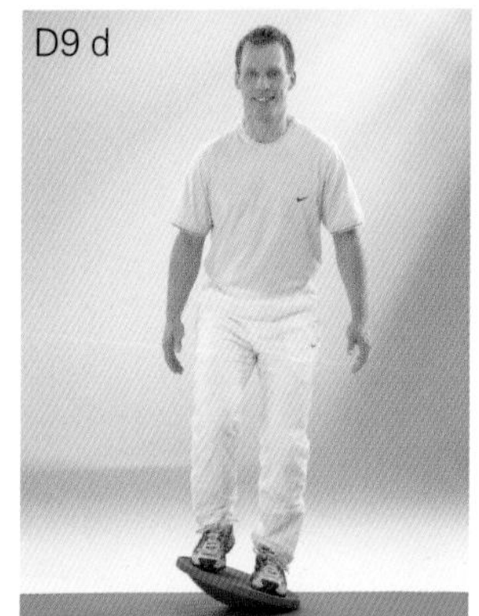
D9 d

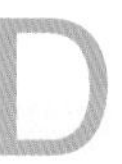

D10　单腿进阶训练

先用稳定性更好的一条腿站在平衡半球中间，抬起另一条腿，并向前伸展以保持身体平衡。手臂稍向侧面伸开（a）。

尝试静止站立 10 ～ 20 秒，然后换腿。每条腿重复训练 3 次。

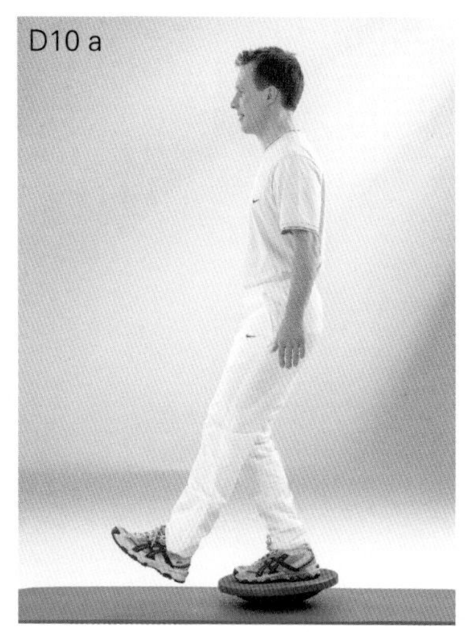
D10 a

进阶练习和替换练习

– 一只脚站在平衡半球上，另一条腿的脚跟轻触地面（b），就像要向前迈出一步那样。

– 一只脚站在平衡半球上，另一条腿向后退一步，用脚尖轻触地面（c）。支撑腿轻轻屈曲。来回重复 10 次。

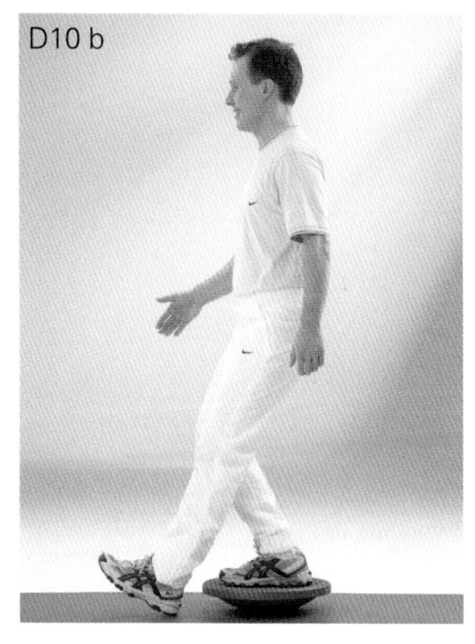
D10 b

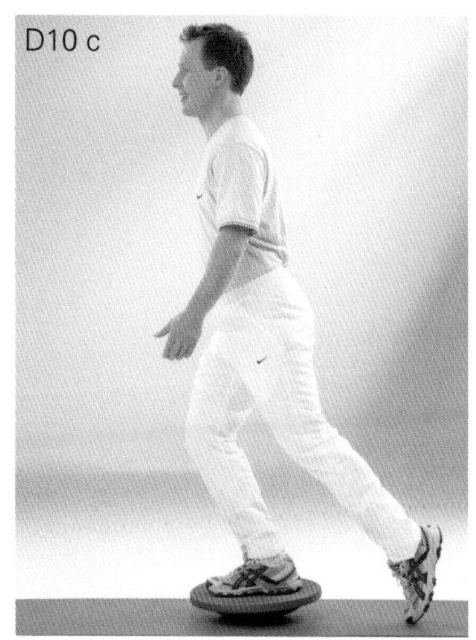
D10 c

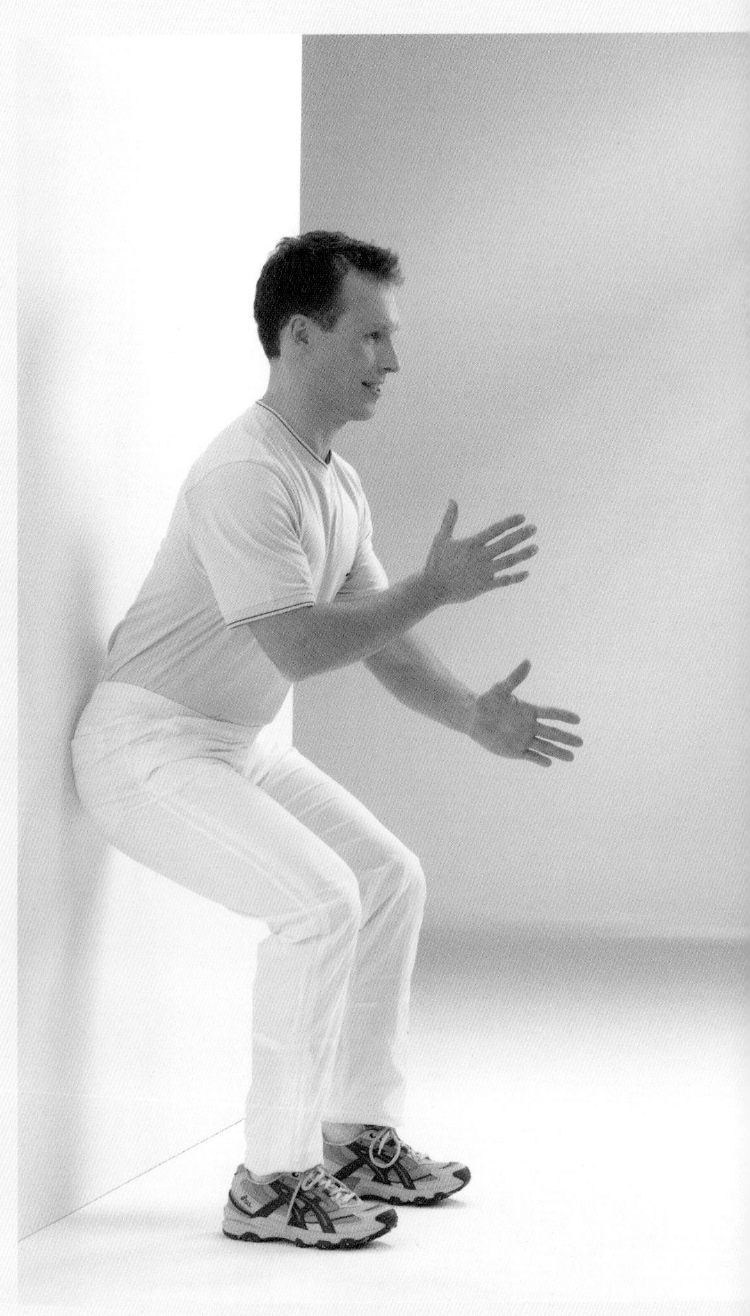

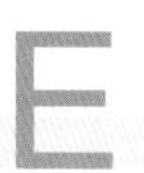

膝关节周围肌肉具有两个重要功能：一方面，它们与各种韧带结构一起保持关节稳定，特别是负重的情况下能够防止膝关节偏离正常的下肢力线，比如在走路、爬楼梯或举重等情况下；另一方面，作为“关节的马达”，肌肉还负责关节的运动功能。关节周围的肌肉协同一致，可确保对关节运动进行正确的引导和控制。

为执行这些功能，关节周围的肌肉需要具有良好的静态和动态力量。即，一方面防止关节错位（稳定性）；另一方面也可以使身体的重心运动和停止（运动性）。

根据肌肉张力的大小和类型，肌肉力量可进一步分为耐力、爆发力和最大力。耐力指即使长时间输出力量也不会很快疲劳的能力。这种能力在日常生活中极为重要，因此应首先作为“基本力量”进行训练。

接下来的锻炼计划主要是为了提高耐力。爆发力主要在体育比赛项目中会用到并得到训练，最大力量的训练通常要借助特殊的器械。

关于训练时长和重复次数的建议

提高动态耐力

每次训练重复 10 ～ 25 次；每次练习 2 ～ 3 个回合，中间稍作休息。

提高静态耐力

保持 10 ～ 20 秒，每个练习重复 5 次。如果您感到关节不适，可将保持时间减少到 5 ~ 10 秒，并将重复次数增加到 8 ~ 10 次。

平躺徒手训练

E1　桥式训练

平躺，双膝大约呈 90° 屈曲，双足、双膝间距与骨盆同宽，手臂放在身体两侧（a）。收紧臀部和大腿，双脚平放，踩在垫子上。发力抬臀（b），注意两侧盆骨要保持对称，使大腿和上身成一直线（共 20 次）。这一练习对完成接下来的训练十分重要。

进阶练习和替换练习

- 撑起臀桥，用脚跟（c）或脚趾（d）交替（10 次）支撑。
- 抬高骨盆结合其他训练，比如：
- 伸展并抬高一条腿（e）。
- 单腿踏车（f）。
- 在弹力带辅助下，做双腿剪式运动（g）。

提示

本章中的许多训练是可以逐步增加难度的。不过想要进阶，则必须首先正确学会前一个动作，并且能够在指定持续时间和重复次数下完成动作。

E

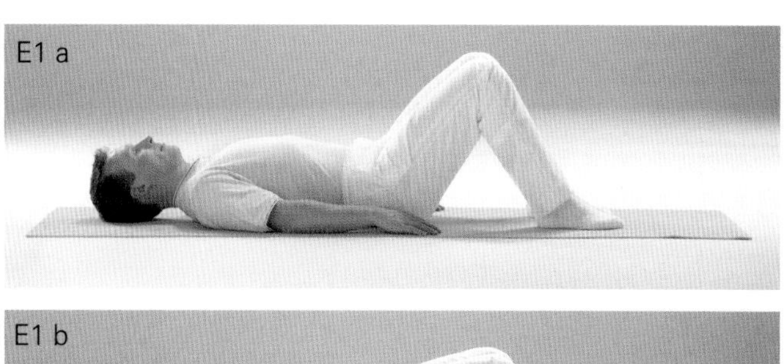
E1 a

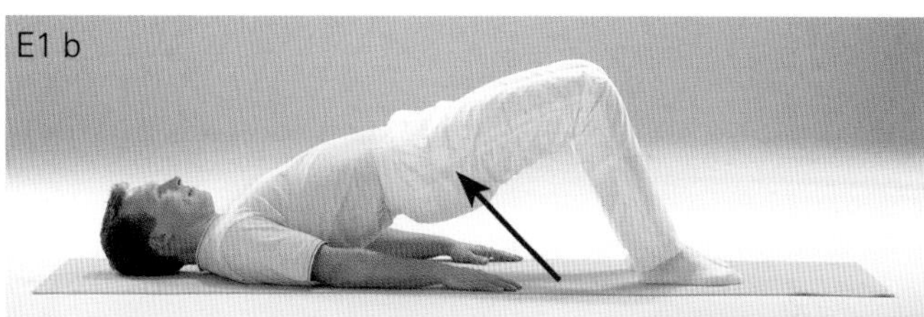
E1 b

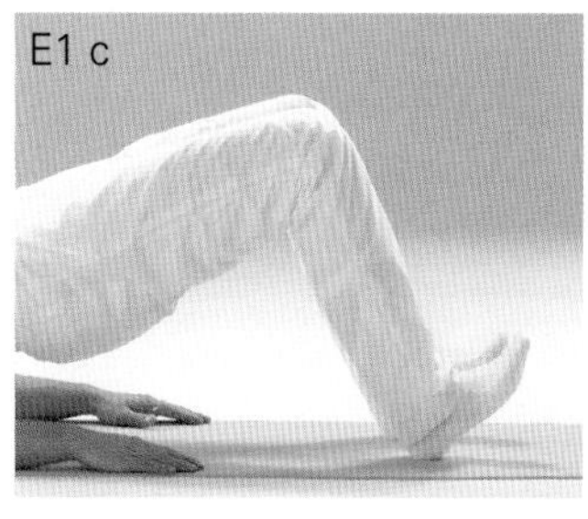
E1 c

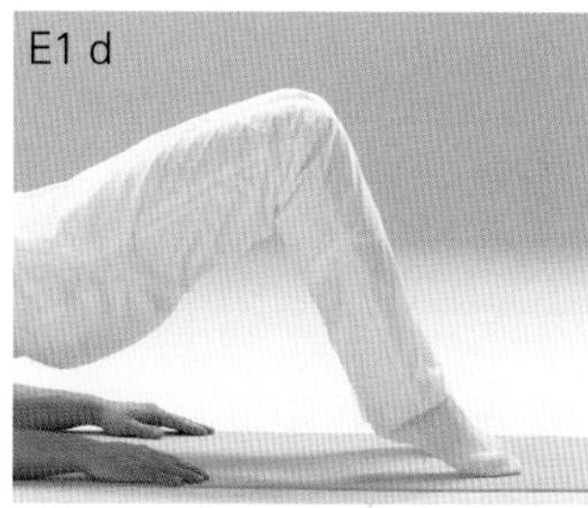
E1 d

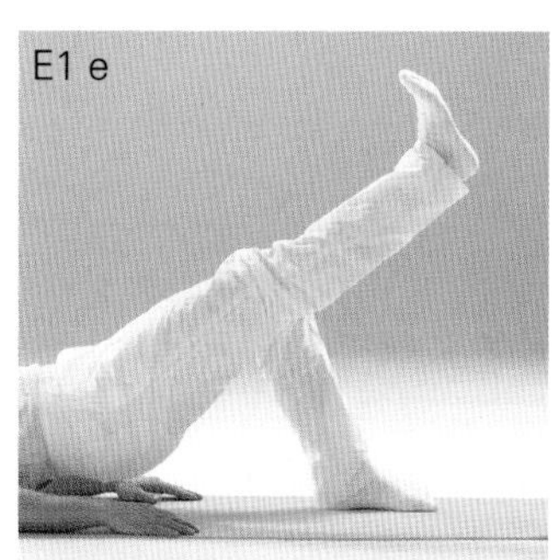
E1 e

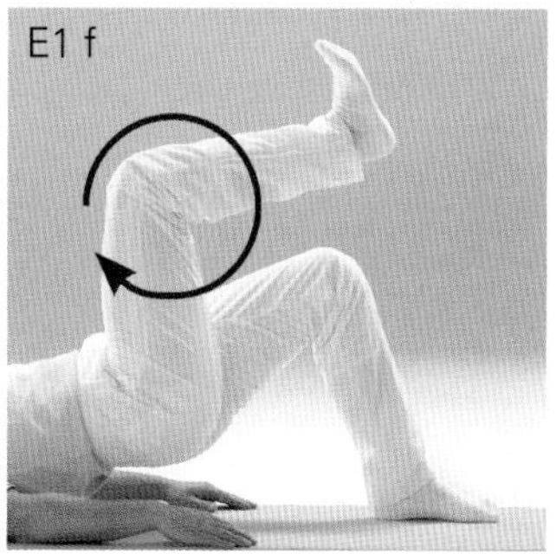
E1 f

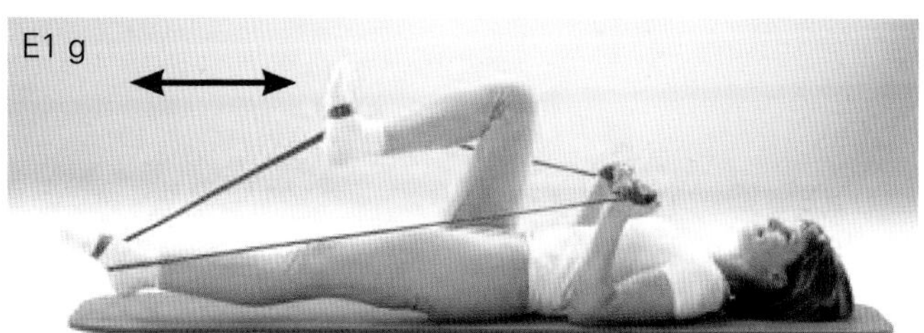
E1 g

E2 内脚背踢球

平躺垫上，右腿稍微向外伸展（a），手臂放在身体两旁。抬起右腿脚尖，脚跟向内转动，腿从右下沿对角线向左上抬起，就好像您想要用内脚背踢足球一样（b）。膝关节保持伸直状态。重复 20 次，然后换另一边。

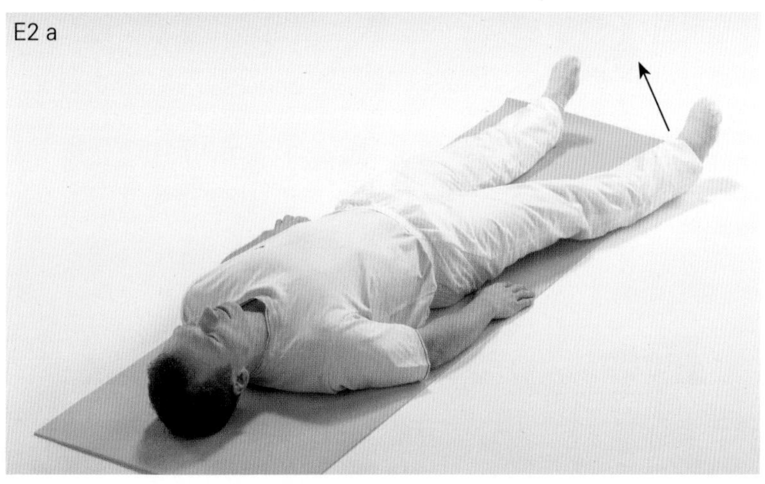
E2 a

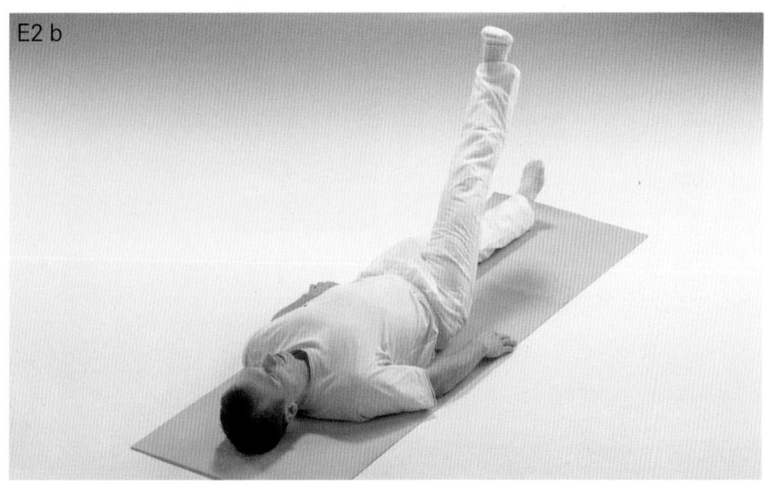
E2 b

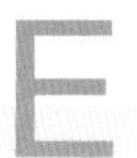

E3 外脚背踢球

平躺，双腿并拢，略向左外侧斜躺（a）。抬起右腿脚尖，脚跟转向外侧，腿从左下沿对角线向右上抬起，注意膝关节不要屈曲。重复 20 次，然后换另一边。

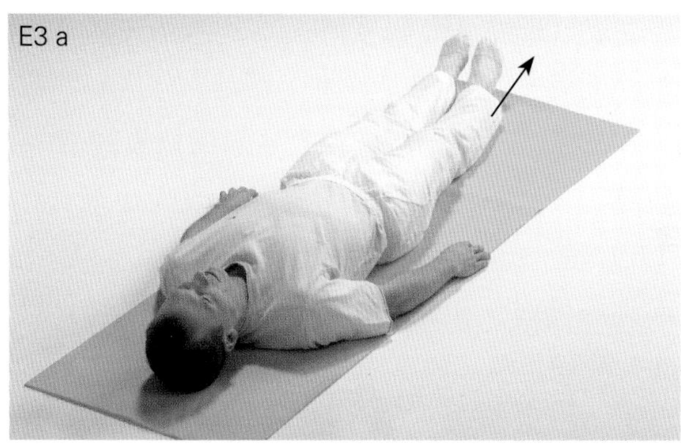

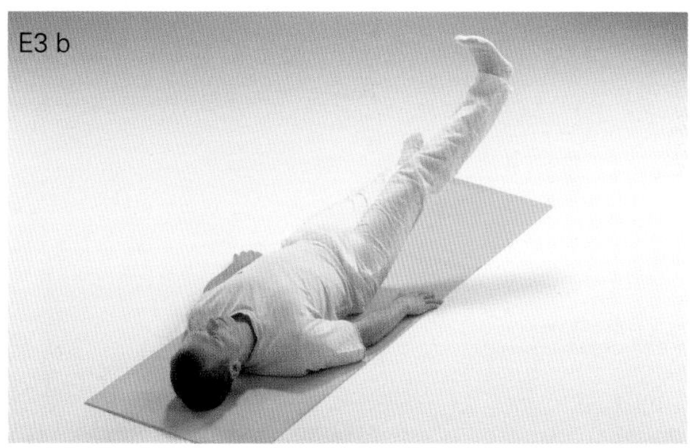

提示

这里介绍的两种练习都以步行模式来增强腿部肌肉，也就是说，这两种动作流程和肌肉活动与步行时所用到的肌肉有一部分是对应的。

平卧位力量和稳定性训练

E4 膝关节周围肌肉的力量训练

仰卧，一条腿伸直，另一条腿的膝和髋关节略微屈曲，勾住脚趾（a）。现在开始收紧膝关节周围所有肌肉。想象您的脚跟被拉向臀部，但膝关节阻止移动。您应该可以明显地感觉到大腿前面或后面的肌肉在收紧。保持收紧 10 ~ 15 秒，然后重复练习 5 次。接下来绷紧脚趾，改为往下踩，做同样的练习（b）。

这项训练可增强和促进膝关节周围肌肉的协调性，有助于改善膝关节稳定性。

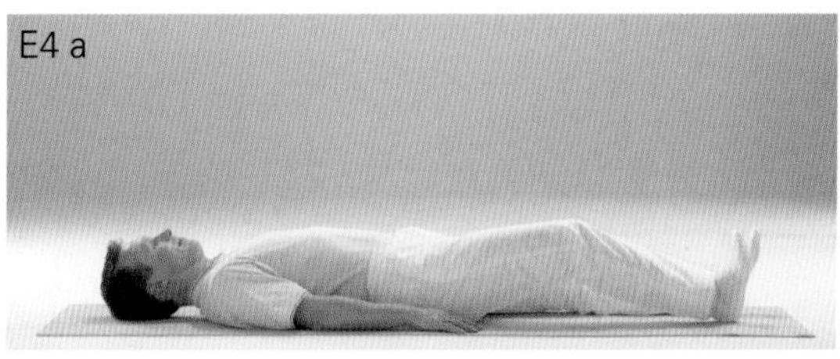

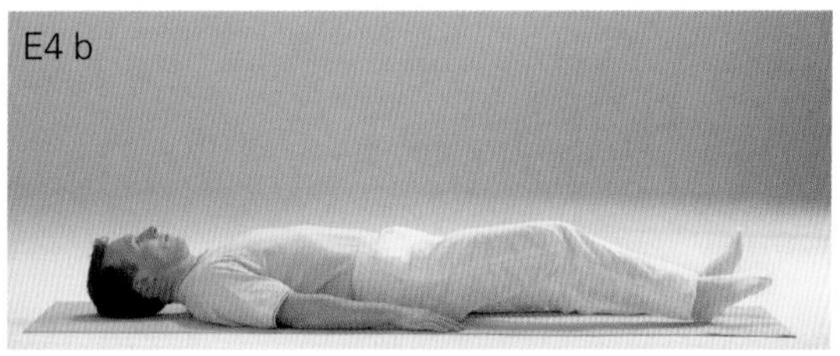

替换练习

- 改变膝关节屈曲角度（例如 20°、40°和 60°）。
- 发力时改变脚的位置（如抬起脚背内侧或外侧）。

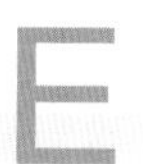

E5　侧卧剪刀脚

侧躺，稍微抬起双腿。现在，在空中双腿轮换前后摇摆，双脚与上身力线交叉。向前摆腿时，勾起脚尖；向后摆腿时，下压脚尖。注意始终保持躯干平直和静止。

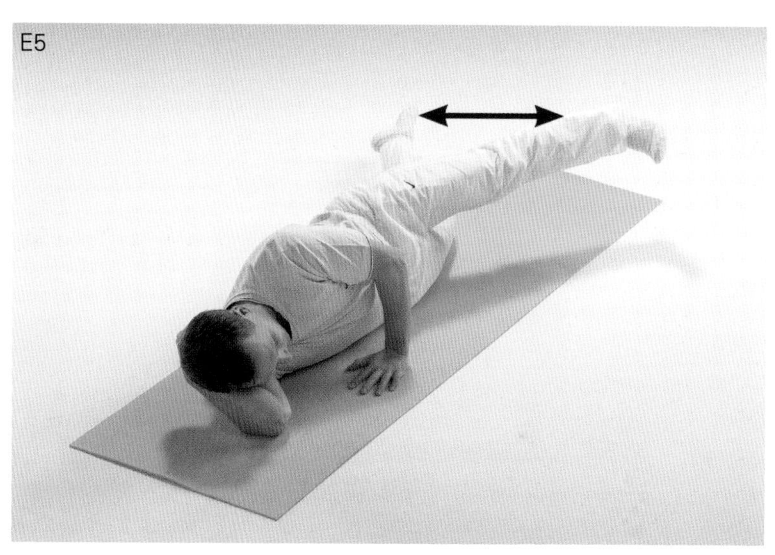

E6　手部支撑

背部挺直坐在垫子上。伸出双腿，脚尖勾起。双手撑地，慢慢抬高臀部。注意不要让膝关节过度紧绷，而要留有屈曲的余地（a）

交替屈曲和伸展膝关节 10 次，脚跟始终压在地面上。锻炼过程中使臀部和垫子之间的距离保持不变（b）。

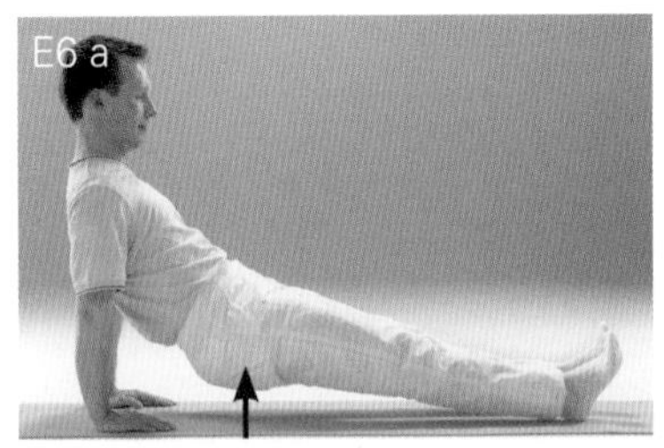

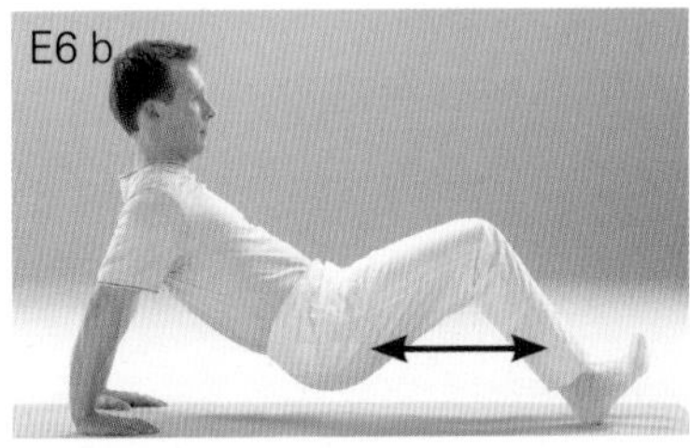

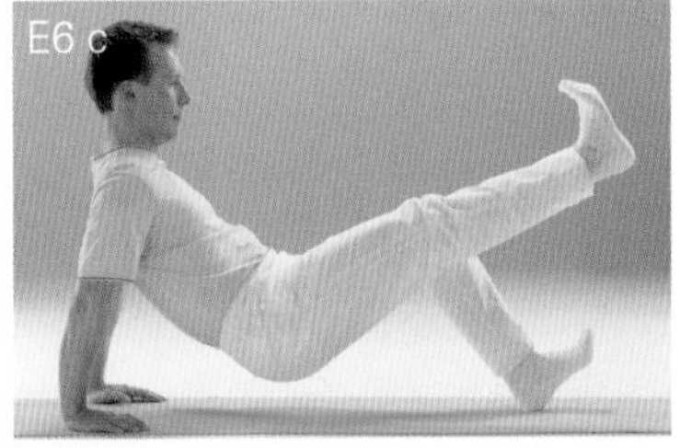

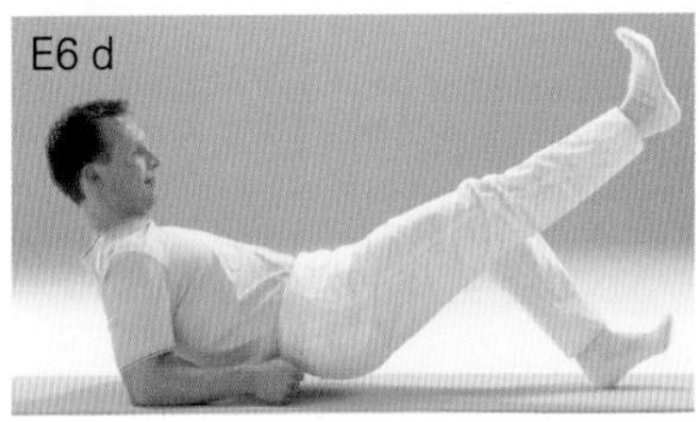

替换练习

屈曲膝关节时，抬起一条腿，短暂保持，然后再放下（c）。

提示

如果感到肩、肘部或手腕不适，也可以靠前臂支撑来进行上述训练（d）。

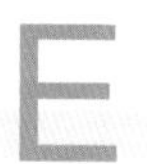

E7　小腿肌肉训练

腹部朝下平卧，两手放在额下。为减轻膝关节上的压力，最好在大腿下方放置一个枕头。将练习腿的脚尖伸直，脚跟向后踩，从而拉伸小腿肌肉并让膝关节微微抬起。保持这一姿势 10 秒。重复 5 次。

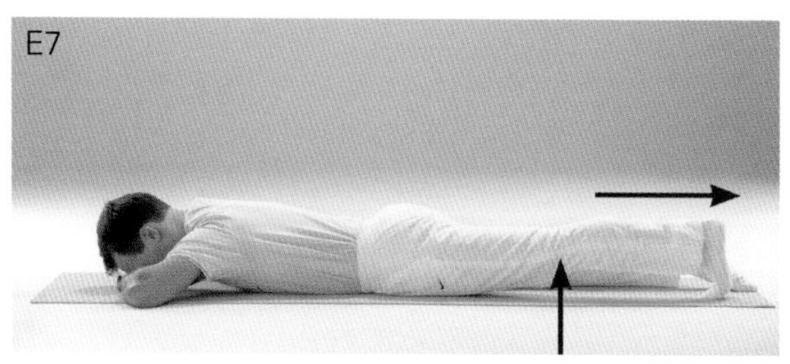

E8　膝关节向后屈曲

与上一练习一样，起始位置为俯卧位。现在交替屈曲和伸展双腿（每次屈曲最大 90°）。屈膝时伸直脚尖，伸膝时勾住脚尖（a）。

替换练习

每次只练习一条腿：当膝关节屈曲 90°时，将大腿抬起几厘米（b）。重复运动 10 ～ 15 次。

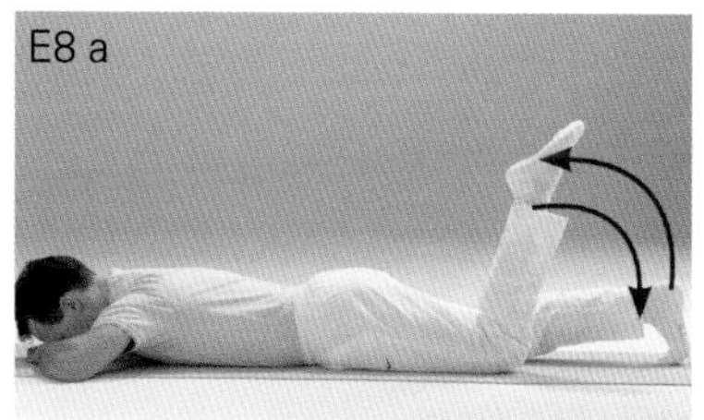

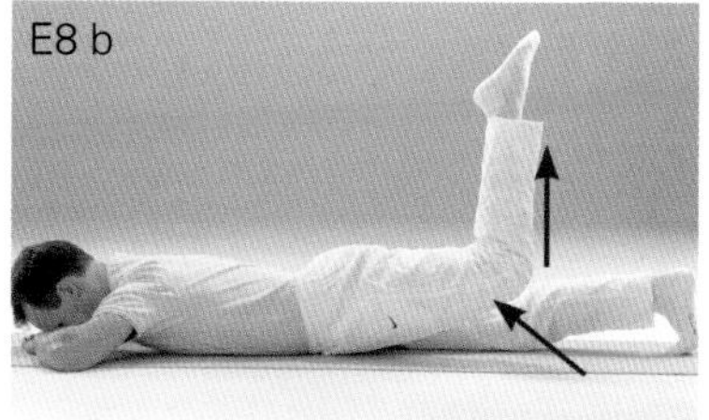

E9　平板支撑

腹部朝下平卧，用脚尖和前臂支撑身体，慢慢将身体抬离垫子。肘部在肩关节正下方，成一直线。膝关节不接触垫子。确保背部挺直（a）。尝试保持此姿势 10 秒，同时保持平静的呼吸。

进阶练习

- 同上述位置。一条腿伸直抬高 5 ~ 10 秒（b），或者两脚做开合跳运动。
- 抬高一条腿（c），循环屈膝再伸直 5 次。

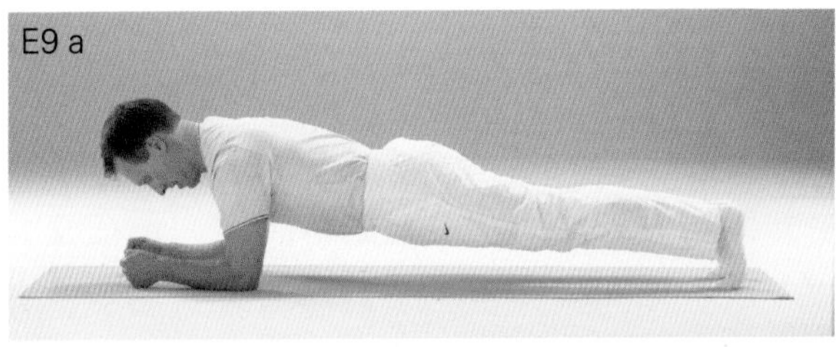
E9 a

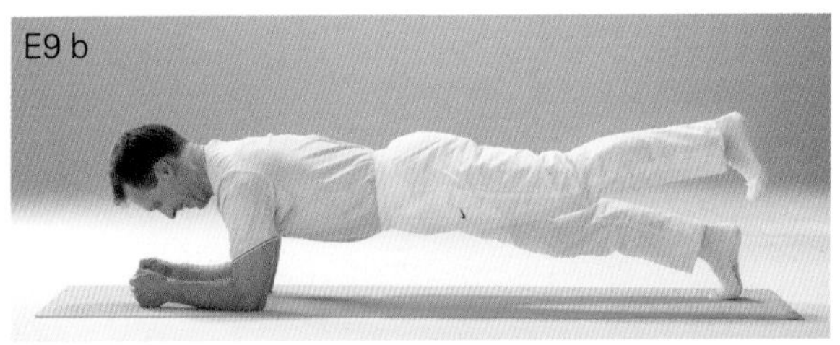
E9 b

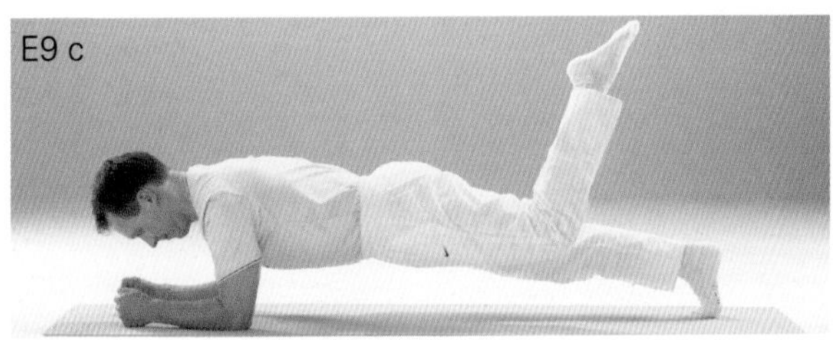
E9 c

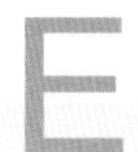

坐姿训练

E10 伸膝训练

坐在凳子上，抬起一条腿，使大腿和小腿成一条水平线。交替屈曲（a）和伸展（b）膝关节，动作过程中保持躯体不向后倾斜。当大腿前侧肌肉感到疲劳时，请再重复 5 次。

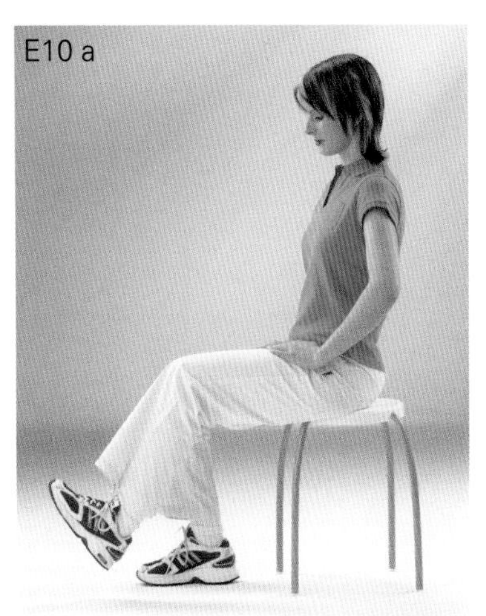

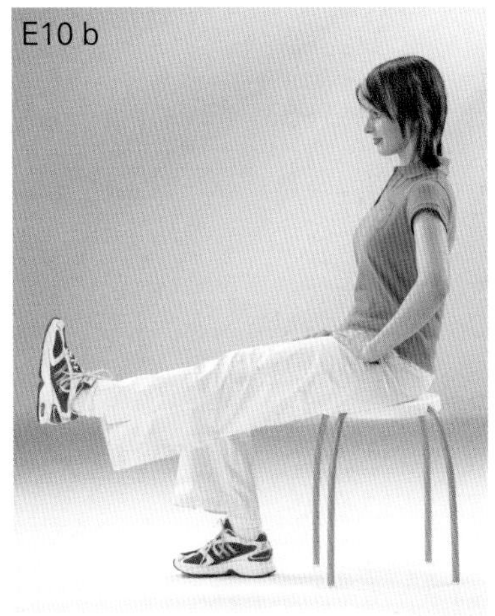

E11 按压小腿

坐在凳子上。上半身向前倾斜，前臂支撑在大腿上（a）。现在抬起脚跟，用脚掌支撑起上半身的重量（b）。然后慢慢放下脚跟。如此重复练习 20 次。

替换练习

也可将双手只放在一条大腿上（c），脚跟向上抬起，对抗手臂向下施加的压力（d），然后再缓慢放下。如此重复 20 次。

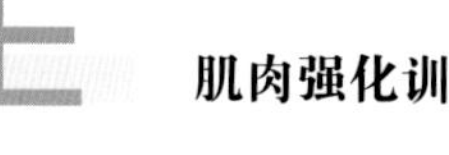

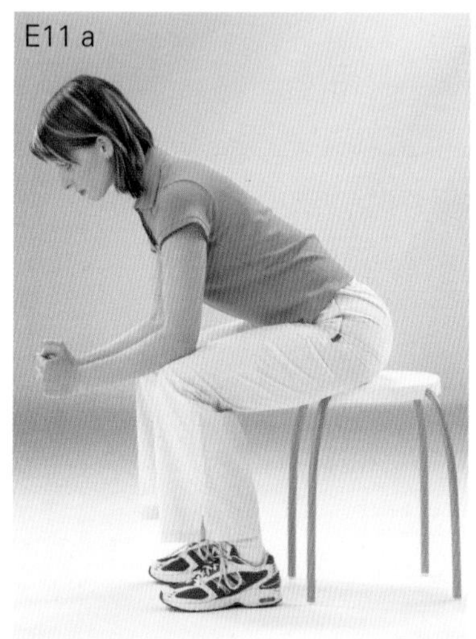
E11 a

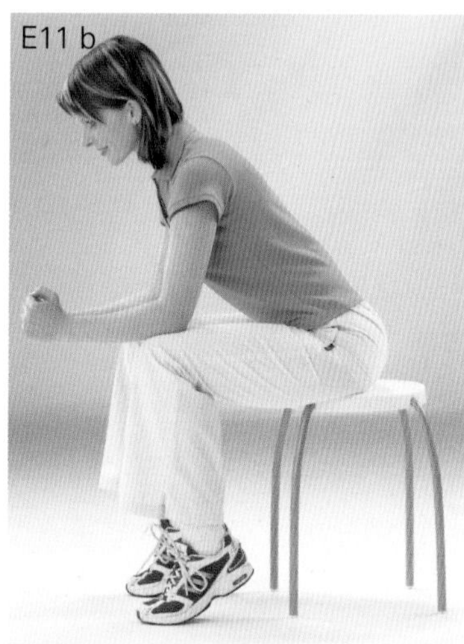
E11 b

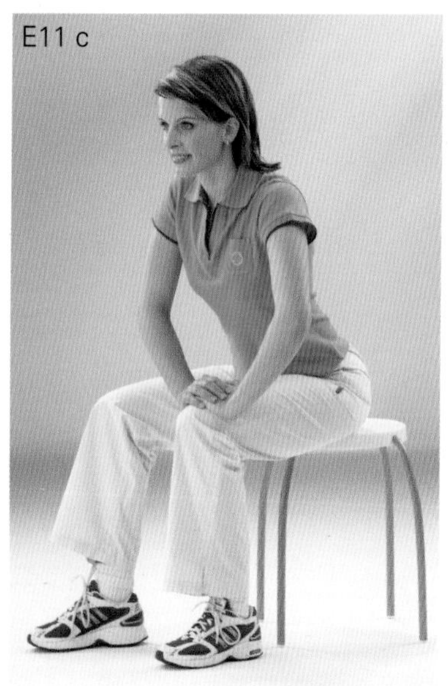
E11 c

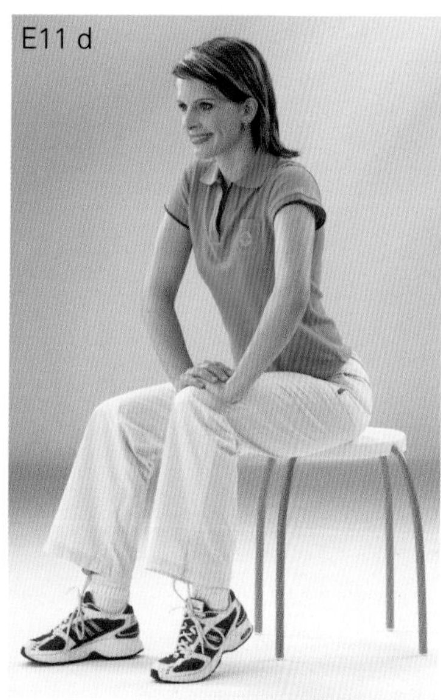
E11 d

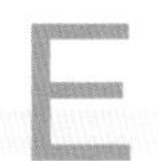

E12 背部靠墙下滑坐姿训练

将背部靠在光滑的墙壁上（例如柜子或其他光滑的表面），背部慢慢向下移动，直到大腿微微向前倾斜（a）。如有必要，可以调整脚的位置，脚跟应位于膝关节正下方。

在这个动作中，腿部肌肉必须保持静态力量，这种肌肉静力可以防止受伤，不过切勿向下移动过多，不然会很难起身。然后双脚同时提起脚尖或脚跟（b+c）。

替换练习

- 脚跟和脚趾位置对称或不对称交替站立（b ~ d）。
- 向前倾斜上半身，然后保持不动（e）。
- 手臂上下剪式运动或拍手（f）。

提示

这项训练旨在加强肌肉静力。如果想练习动态力量，就请用后背靠在墙壁上反复下沉、抬起 15 ~ 20 次，而不用在某个位置停留几秒，这样就会变为动态蹲起运动。请将整个过程重复 2 ~ 3 次。

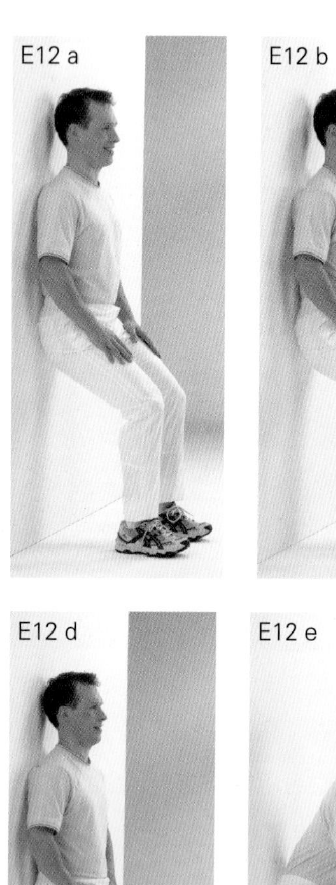
E12 a

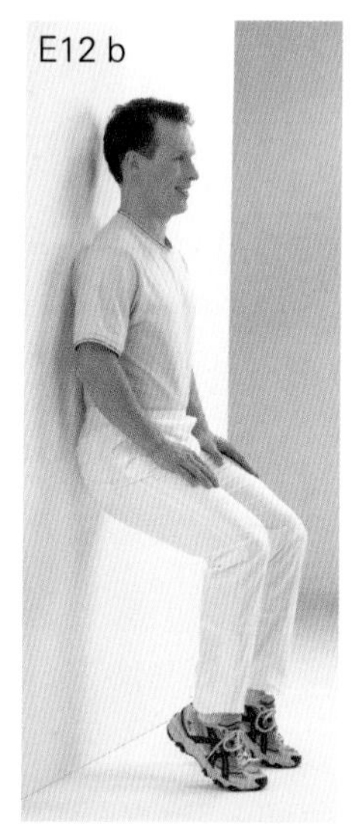
E12 b

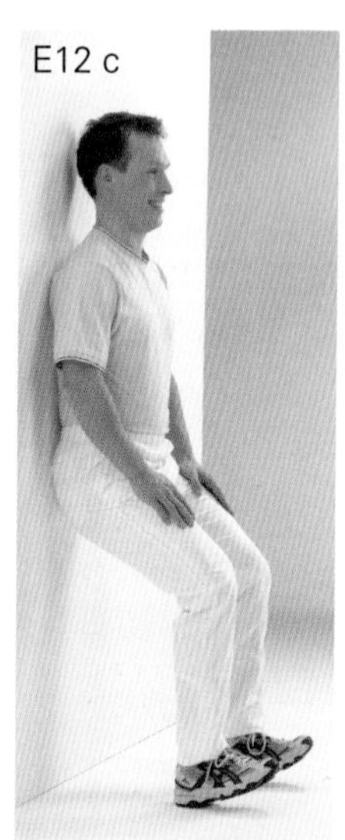
E12 c

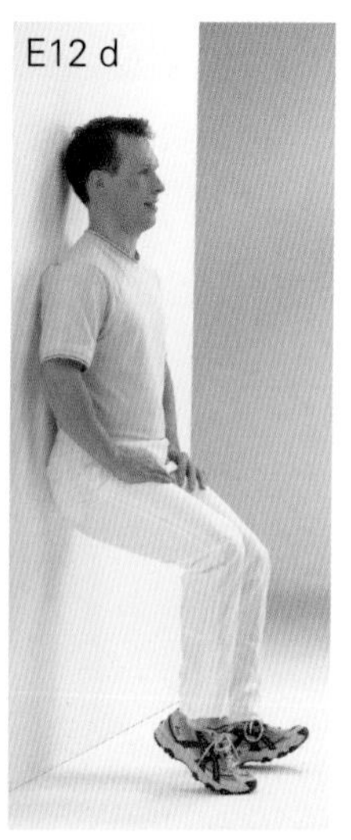
E12 d

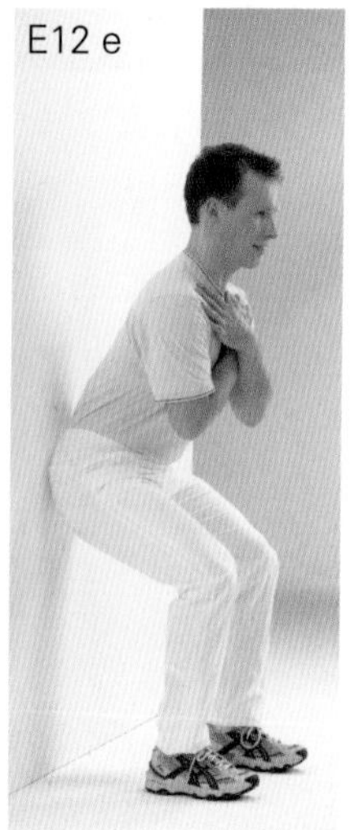
E12 e

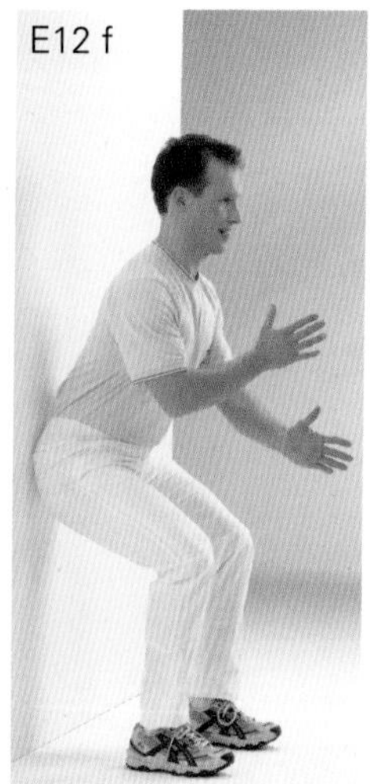
E12 f

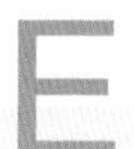

器械练习

E13 健身球臀桥（1）

背部朝下平躺，两小腿平行放置于健身球上，手臂放在身体两侧垫子上。用两小腿向下压球，同时抬起大腿和臀部（a），让球尽可能保持静止。保持此动作 10 ~ 20 秒，再降下臀部。一共重复 5 次。

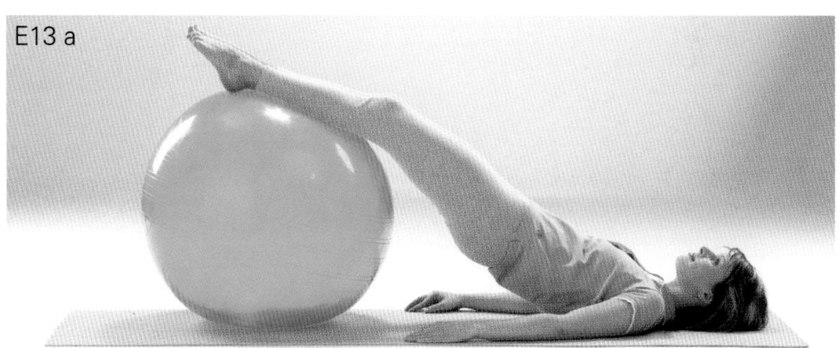

E13 a

进阶练习

左腿和右腿交替短暂抬离健身球，但不能改变臀部的位置（b）。

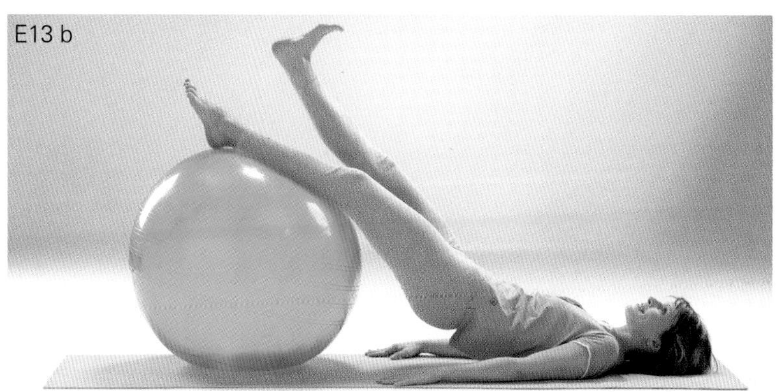

E13 b

E14　健身球臀桥（2）

健身球靠墙。仰卧，双腿屈膝放在球上。现在增加双腿对球的压力，伸髋抬臀（a）。或者再稍微困难一些，只用一条腿踩球，另一条腿保持在空中（b）。注意球不要向左右滚动。

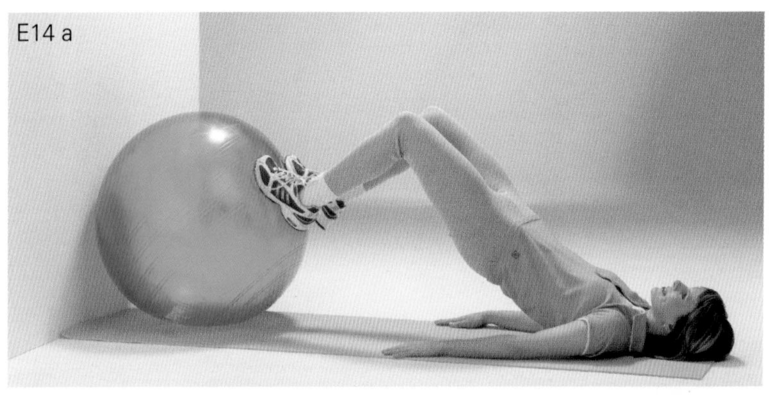
E14 a

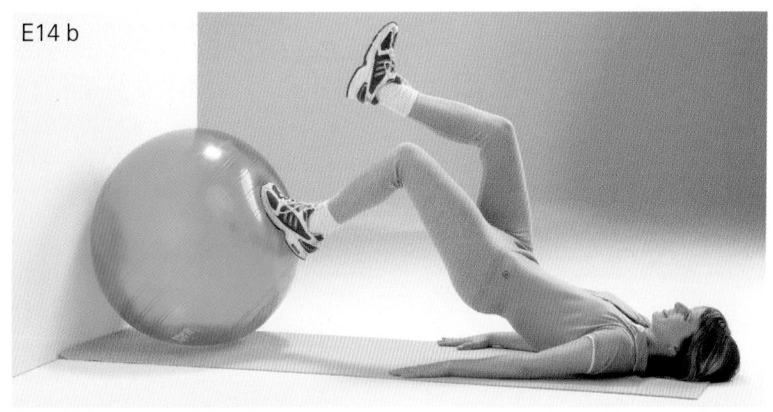
E14 b

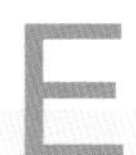

E15 健身球臀桥（3）

用脚沿墙壁向上滚球。用脚抵住健身球，屈曲膝关节。双腿施压，抬腿提臀，尽可能让大腿和上身呈一条直线（a），单腿支撑可以增加难度（b），球尽量保持不动。

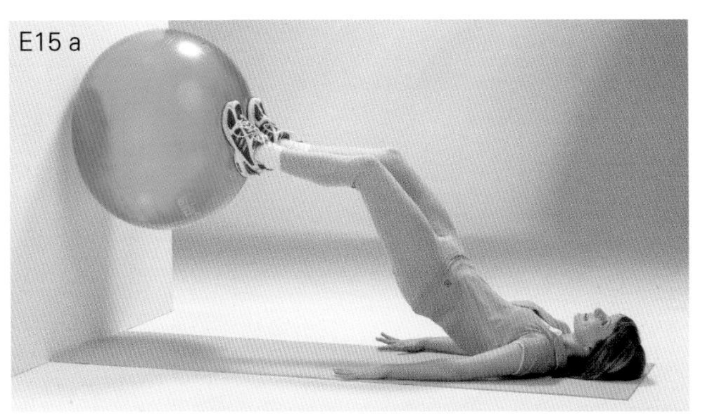
E15 a

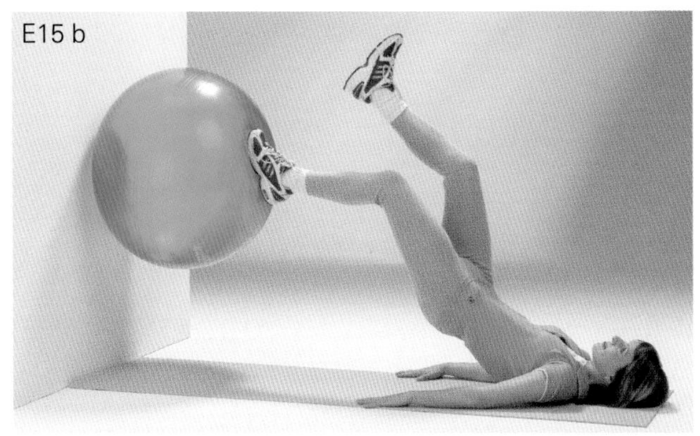
E15 b

E16 膝关节夹球（1）

仰卧，将一个健身球放在一条腿的膝关节后方，另一条腿伸直（a）。将球上的腿向上伸展 20 ~ 30 次，同时脚尖收紧，注意不要改变对球的压力（b）。

替换练习

用膝关节后方压球 10 ~ 15 秒（c），可用脚跟和手背压向垫子以增加拉伸强度。

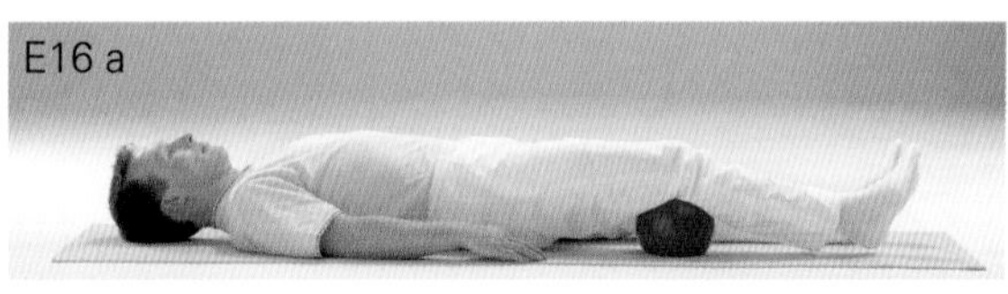
E16 a

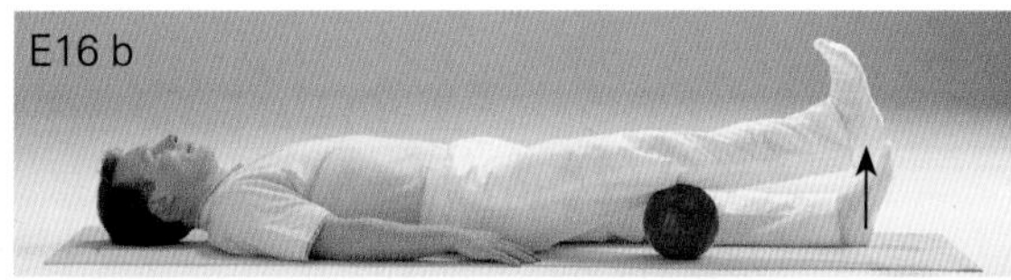
E16 b

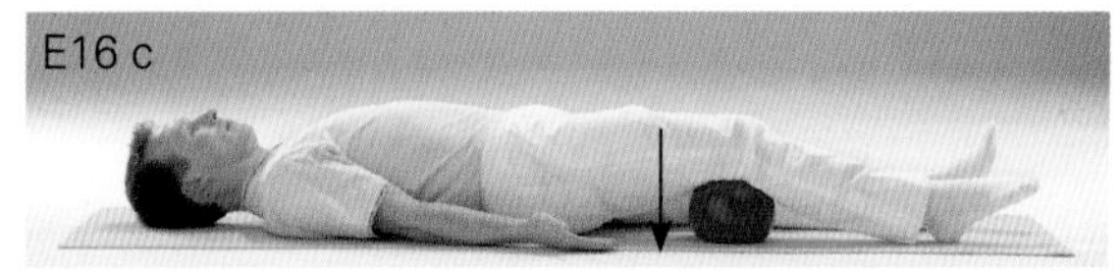
E16 c

E17 踩球训练

仰卧。一只脚踩在健身球上，另一只脚在空中做骑自行车动作，可以改变转动的幅度和方向。尽量保持支撑腿的膝关节和健身球静止不动。想要增加难度的话，可以尝试在抬起髋部的情况下做这个练习。

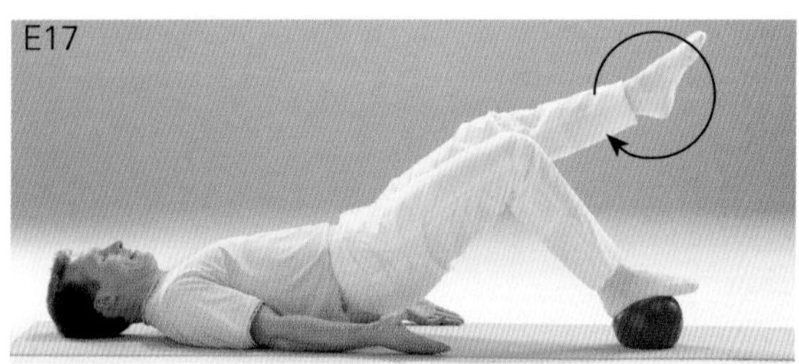
E17

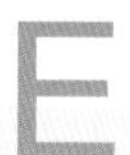

E18　膝关节夹球（2）

仰卧，两条腿都屈曲，手臂放在身体侧面。将健身球夹在两腿中间，略高于膝关节（a）。然后勾住脚尖，双膝挤压健身球 10 ~ 15 秒（b）。请保持呼吸平稳，不要憋气。

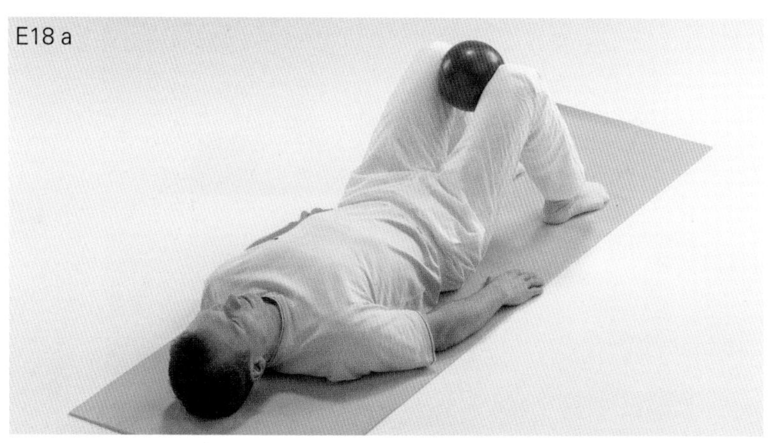
E18 a

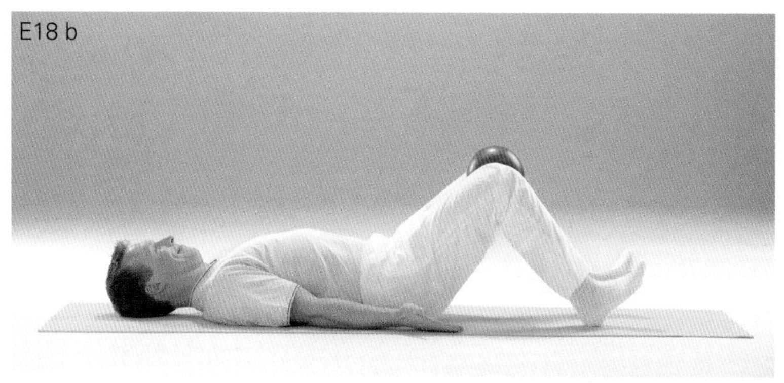
E18 b

替换练习

您可以抬起臀部进行训练。

E19 弹力带自行车式

仰卧，屈曲双腿，将弹力带绕在一只脚上，双手将弹力带拉向身体（a）。现在，请您用弹力带（b+c）练习单腿骑自行车动作。注意不要忽略脚部的运动。

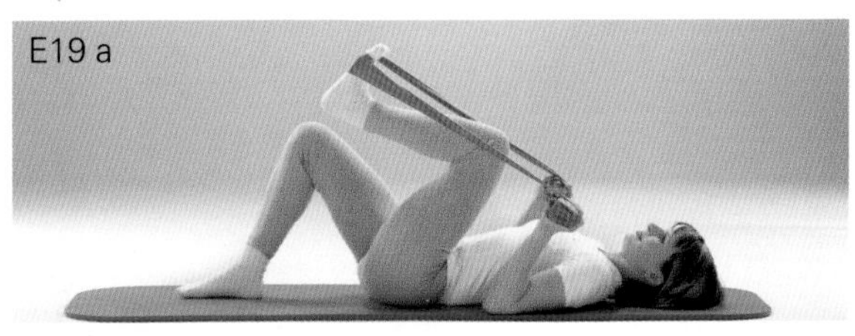
E19 a

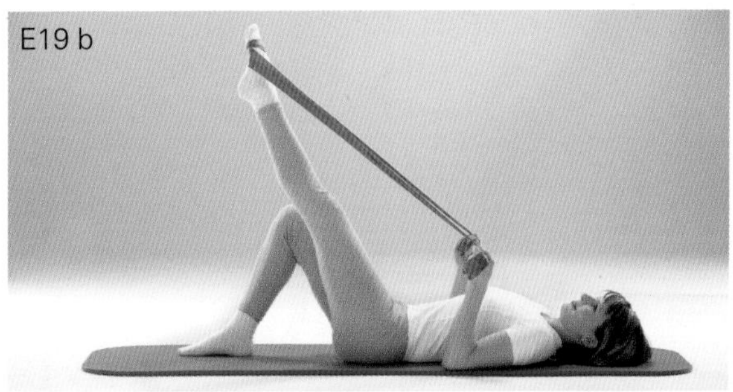
E19 b

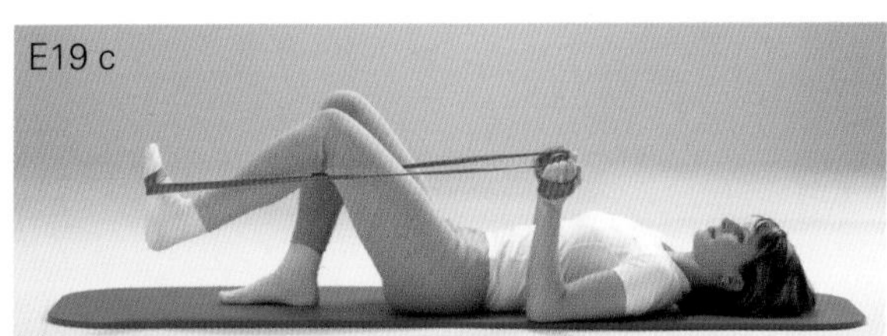
E19 c

替换练习

- 向前和向后骑行。
- 幅度小、速度快地进行动作。
- 幅度大、速度慢地进行动作。

E20　弹力带交替抬腿

将弹力带绕在两只脚上（每只脚上都绕一圈），用手拉紧弹力带两端。现在，交替屈曲和拉伸双腿，对抗弹力带的阻力（a+b）。做这个动作时脚踝同样要发挥作用。

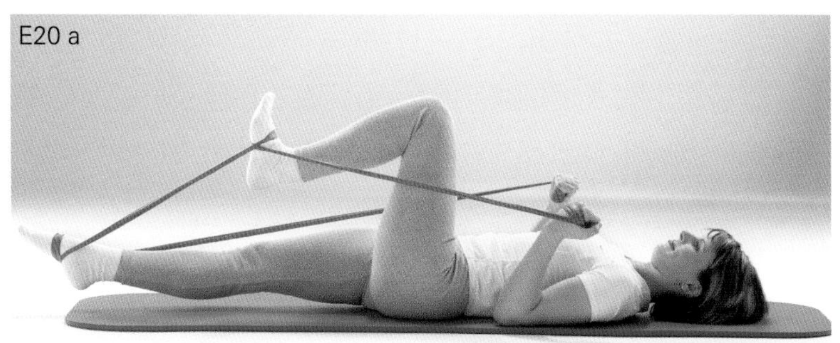
E20 a

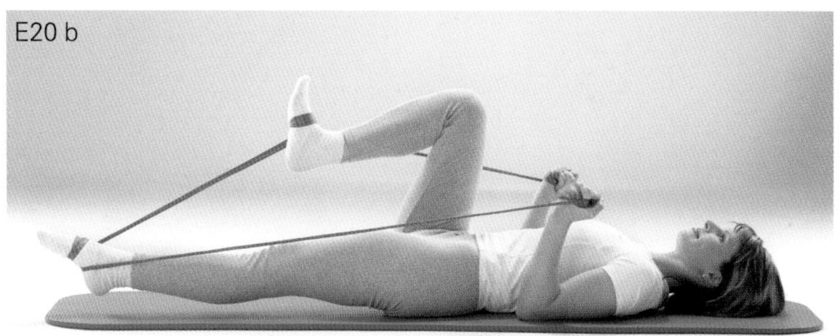
E20 b

提示

这项练习会激活并训练大量肌群，很容易导致憋气。因此，不要忘记调节好呼吸，比如呼吸时可以使双唇稍微张开（参阅第 58 页的呼吸技巧）。

E21 用弹力带画对角线

仰卧在垫子上，双腿伸展放在地上。先用弹力带绕住左脚，左手拉住弹力带（a）。

现在对抗带子的阻力，慢慢向右前方斜向抬起左腿（a），然后将其慢慢放回初始位置。先重复此动作 10 次，逐渐增加到 15 ~ 20 次。

然后将适当长度的弹力带一头套在右脚上（b），另一头缠在左脚上。手臂放在身体两侧。左腿抵抗阻力向身体的左上方斜向运动。

交替双腿重复这项训练的两个部分。

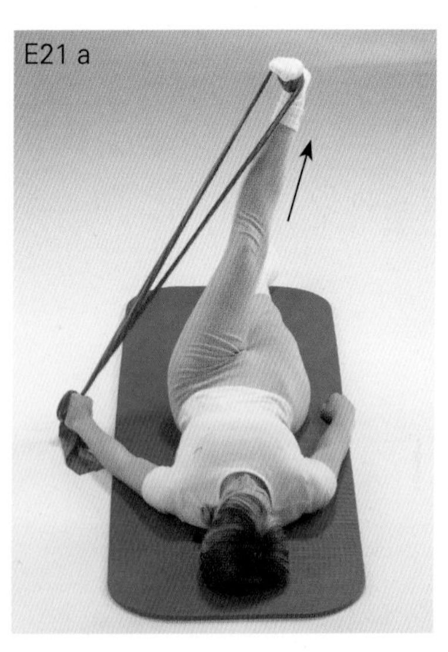
E21 a

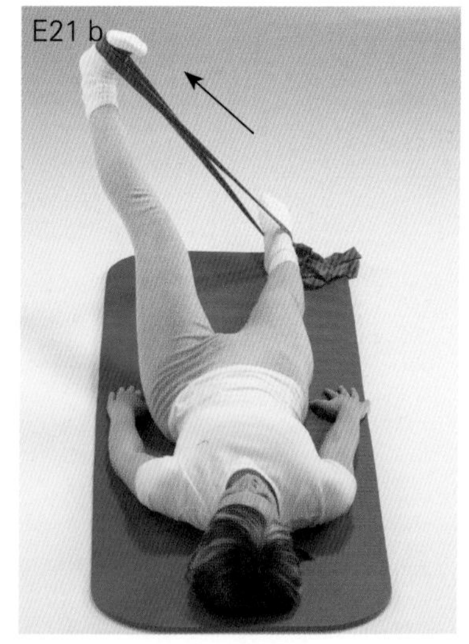
E21 b

提示

这些使用弹力带的力量训练，也是基于步行的运动模式和肌肉动作。

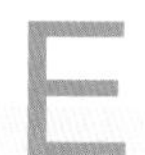

E22 向后伸展运动

向右侧卧，双腿屈曲交叠。将弹力带缠在左脚上，左手握住带子末端（a）。现在，左腿向后上方伸展，脚掌拉紧弹力带（b）。

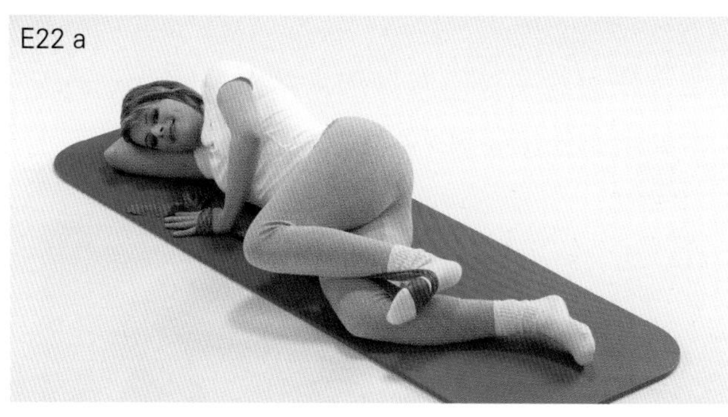

E22 a

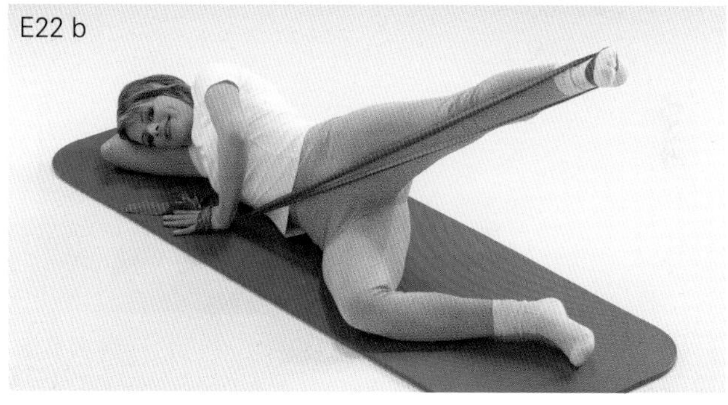

E22 b

提示

在这个动作中，弹力带的阻力不要太大，以保证您的上半身不会晃动，骨盆不会向后倾斜，拉伸腿部时可以有效控制动作。

E23 弹力带臀桥

起始动作仍是仰卧，屈曲双腿，将弹力带缠在胯部，用双手把带子两端压在地上（a）。现在，抬起胯部抵抗弹力带的阻力（b），然后缓慢放下。

替换练习

将弹力带绕在一侧小腿周围，另一只脚放在地板上，抵抗弹力带的阻力抬起胯部（c）。

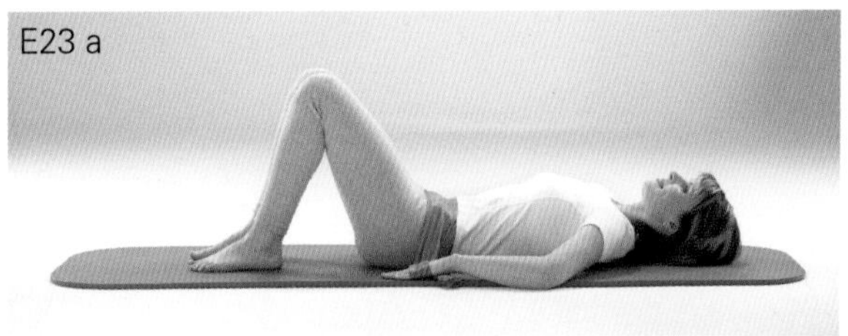
E23 a

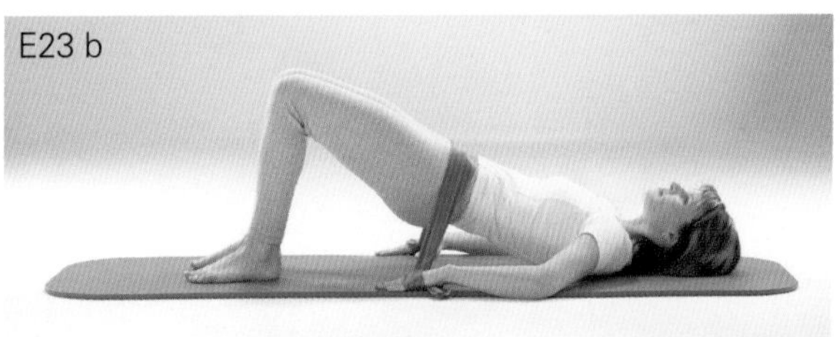
E23 b

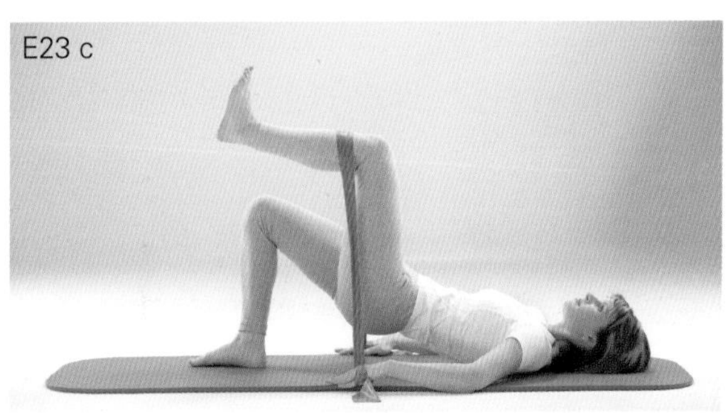
E23 c

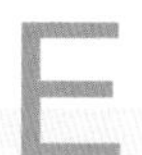

E24 弹力带膝关节平伸

双手、双膝着地。如有必要，可用枕头或毛巾垫在膝关节下方，将弹力带缠在一只脚上，然后双手将弹力带两端压在地板上，保持背部挺直（不要使背部塌陷！）。现在，将绑有弹力带的一条腿向上抬伸至水平（a），就像在用脚掌向上和向后踢弹力带。然后，慢慢将脚放回原处，注意控制动作。重复这一过程 15 次。

抬起起另一侧的手臂，保持在水平位置。向上转动手掌（b）。

在进行此练习时，请始终目视下方，以免脊柱不适。另一条腿也重复这项练习。

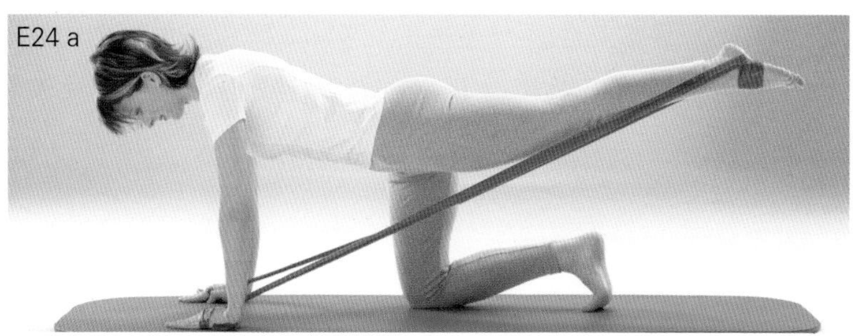
E24 a

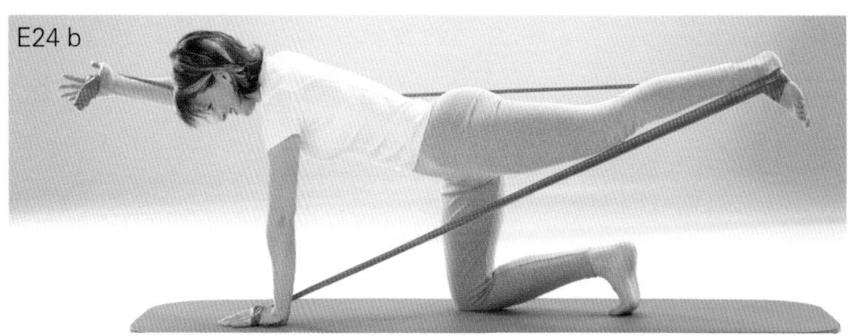
E24 b

台阶训练

日常生活中最常见的运动之一就是爬楼梯，但在膝关节稳定性差的情况下，这个日常的动作可能会导致疼痛。对膝关节和腿部肌肉而言，下楼梯比上楼梯要难得多，因为下楼梯时必须要用肌肉控制着体重。

> **提示**
>
> 在进行台阶练习前，首先应该了解自己的力量情况如何。您通常是怎样上楼的？需要使用栏杆还是可以自然行走？如果您需要借助外力，则说明您可能已经体力不足。
>
> 您需要问自己的第二个问题是，自己的动作是否流畅而有节奏，或者在下楼时是否会有一条腿无力下垂。如果您下楼时无法保持节奏，一瘸一拐，那就表明您一侧腿力量不足。或伴有疼痛。长此以往，可能会造成您的双腿力量不均衡。

> **提示**
>
> 在进行台阶训练时，不要让膝关节有任何疼痛感或不稳定感。如果仍然出现这样的情况，请使用栏杆作为支撑。还要注意是否保持了正确的下肢力线：腿部屈曲时，膝关节总是保持在脚尖正上方！

E25　半台阶运动

如果通过上述方式，您发现自己力量不足，那么最好就以较低的台阶开始锻炼（a），您可以使用书本、木块或体重

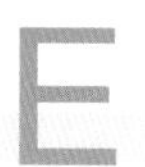

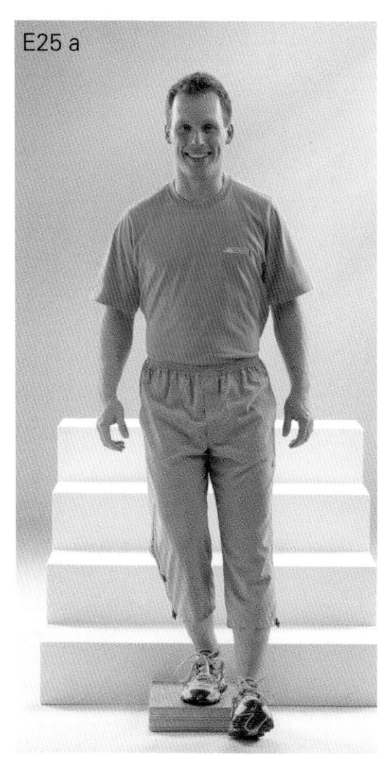

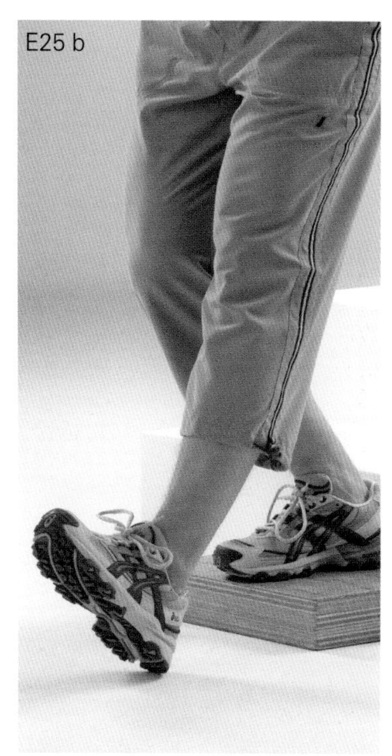

秤作为过渡台阶（b）。从较低的台阶向下走，用一只脚的脚尖触碰地面，然后另一条脚支撑着身体，前脚脚跟在地面上轻弹（a+b），然后回到原位。每条腿重复练习 20 次。等到您能够将这一动作反复做 30 次时，就可逐步切换到正常高度台阶。

E26 全台阶运动

出于安全考虑，请从最低的台阶开始练习（a），跟练习“半台阶”方式一样：前腿脚尖触地（b），每条腿重复 20 次，并逐渐增加到 30 次。然后改用脚跟触地重复整个动作（c）。

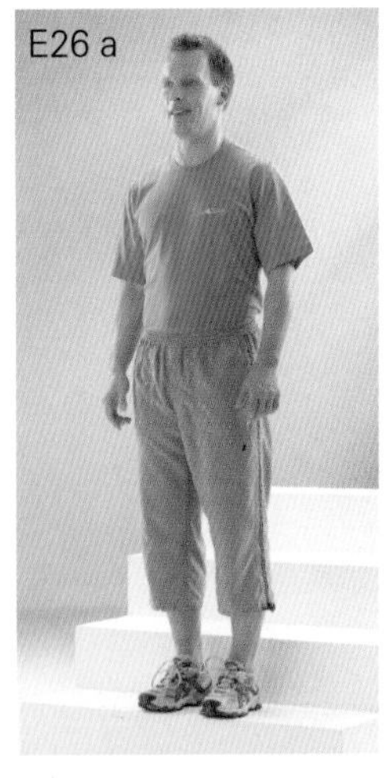
E26 a

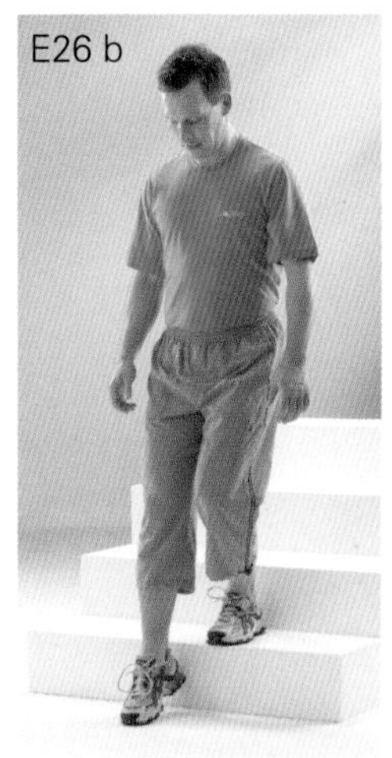
E26 b

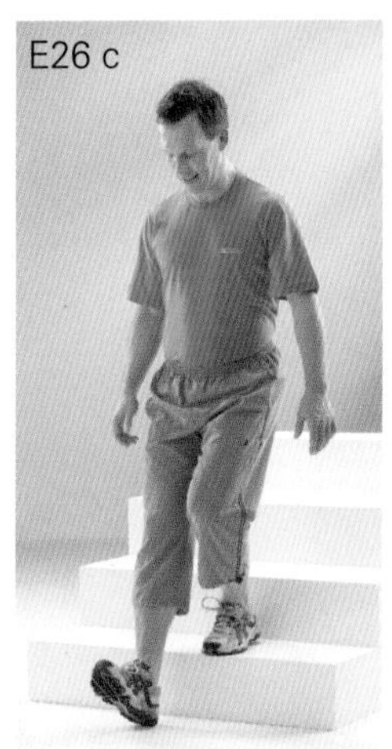
E26 c

要留心那些需要用到膝关节的动作，如上、下楼梯，这样一来，每天的爬楼梯就成为了腿部肌肉的力量训练。上、下楼梯时尽量做到脚步轻盈、保持节奏，想要“蹑手蹑脚”（不发出声音）地上、下楼梯还需要更多的腿部力量。

提示

练习时的力量越差，失去平衡的可能性就越大。因此可以手扶栏杆辅助平衡（注意并不是用栏杆支撑身体）。

E27 倒走和侧身走楼梯

倒着走（a）或侧身上、下（b）楼梯，训练时长和动作流程请参见 E26。这两种运动都可以在楼梯的最下级或在整段楼梯上进行（例如上下连续 12 级）。

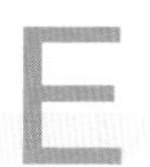

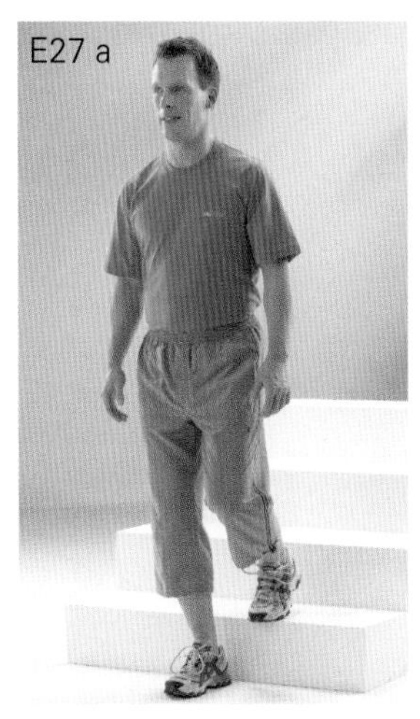
E27 a

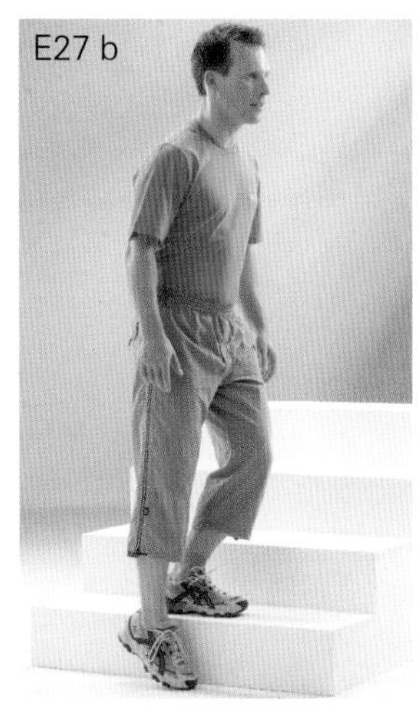
E27 b

沙袋（或登山鞋）训练

要进行下面这些绑着沙袋的训练，需要一个较高的坐台：小腿能够腾空，膝关节后部不应与台面接触。可以坐在稳定的桌子或高脚凳上，这要看您家里有什么东西。

E28　坐姿膝关节伸展运动

坐在桌子或高脚凳上，绑上沙袋，现在伸展您的膝关节，但上半身不能向后倾斜（a ～ c），然后让小腿回到起始位置。每条腿重复 20 次。

可选的系列运动

– 系列 1：沿整个运动路径平滑伸屈腿部（0° ～ 90°：a ～ c）。

– 系列 2：伸屈膝关节时，分别在三个位置（30°、60°、90°：a+b+c）作短暂停留。

– 系列 3：从 60° 到 90°（b ～ c）进行膝关节伸展。不要将训练腿放下。

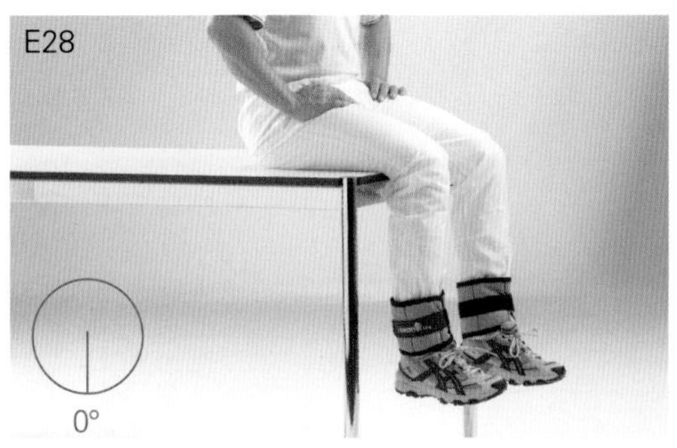
E28
0°

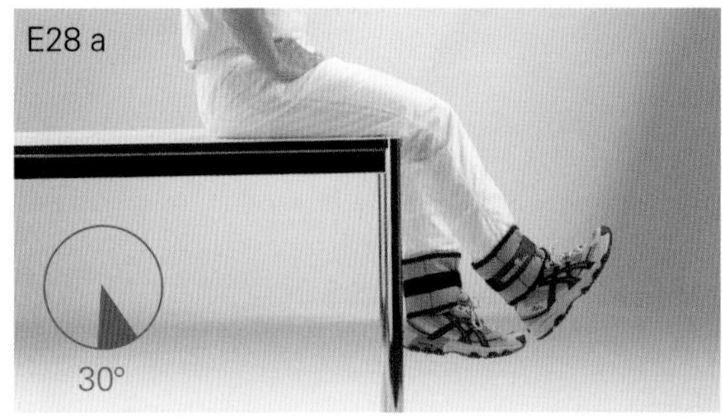
E28 a
30°

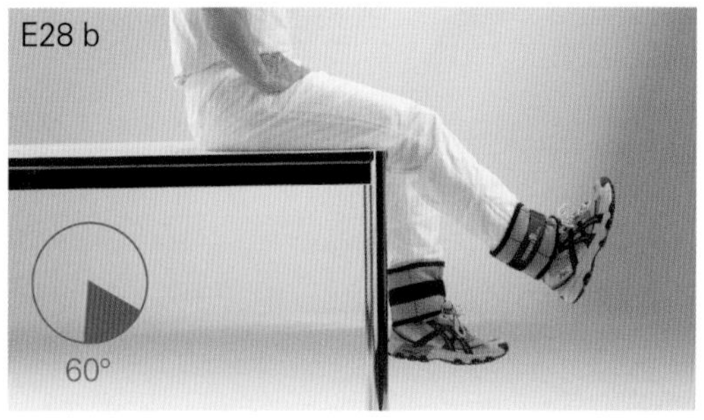
E28 b
60°

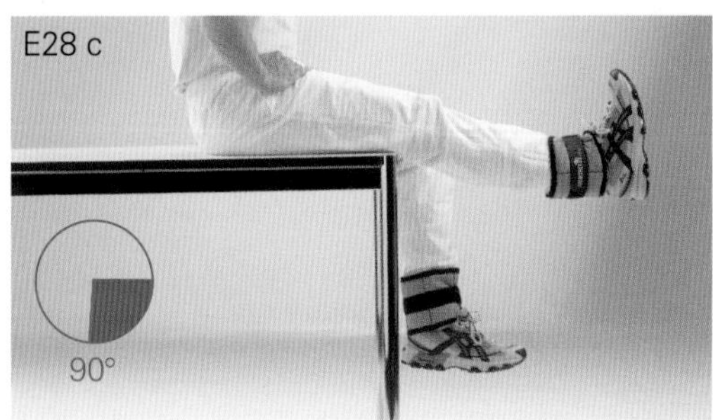
E28 c
90°

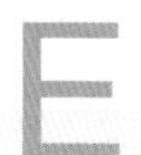

E29 膝关节与臀部俯身伸展运动

上身前倾，前臂支撑在较高的台面上，如桌子或高脚凳（a），躯干不要完全水平。仍然将沙袋绑在脚踝略上方。

现在，膝关节微屈（b），向后上方伸展（c），脚尖蹬直，想象自己在用脚底向后踢什么东西，这可以帮助您把动作做标准，然后让腿慢慢回到图 b 位置。

每条腿进行 3 组训练，每组训练重复该动作 20 次。

提示

在训练过程中，请将膝关节尽量完全伸展。向后伸展的小腿不需要完全伸到水平位置，因为这会导致您的腰椎形成凹陷。应将伸展腿与上身保持在一条直线上。

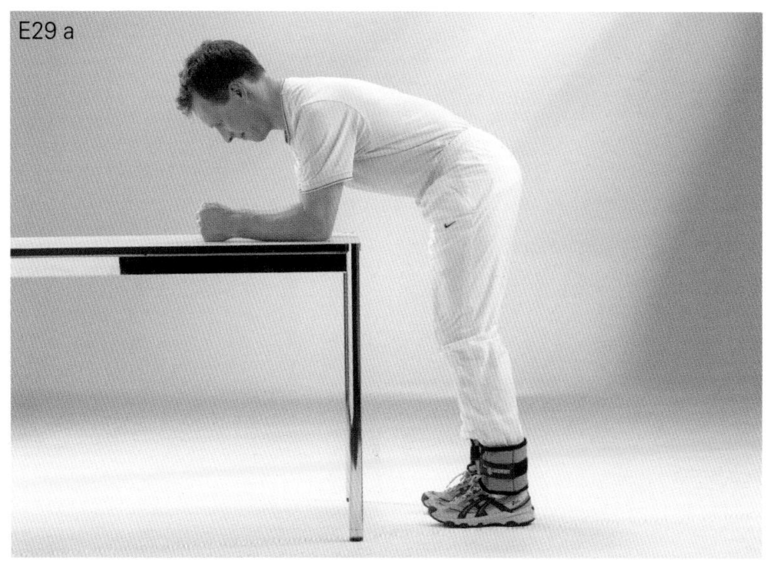
E29 a

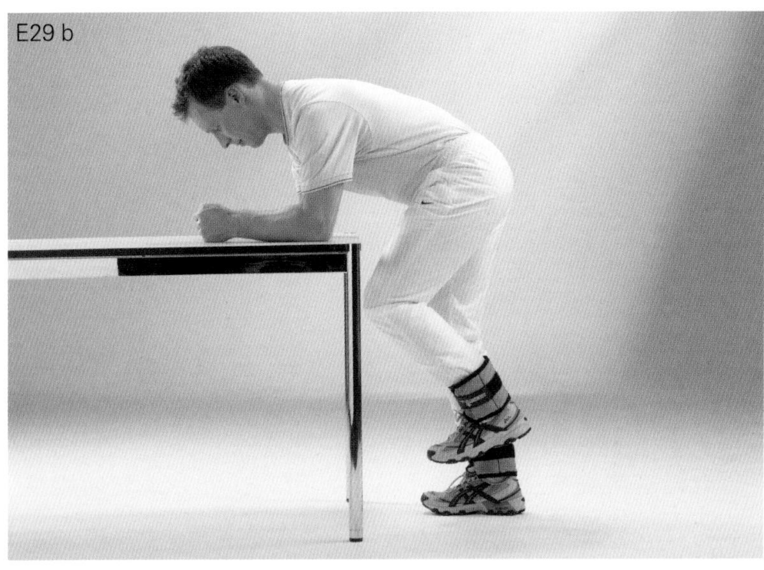
E29 b

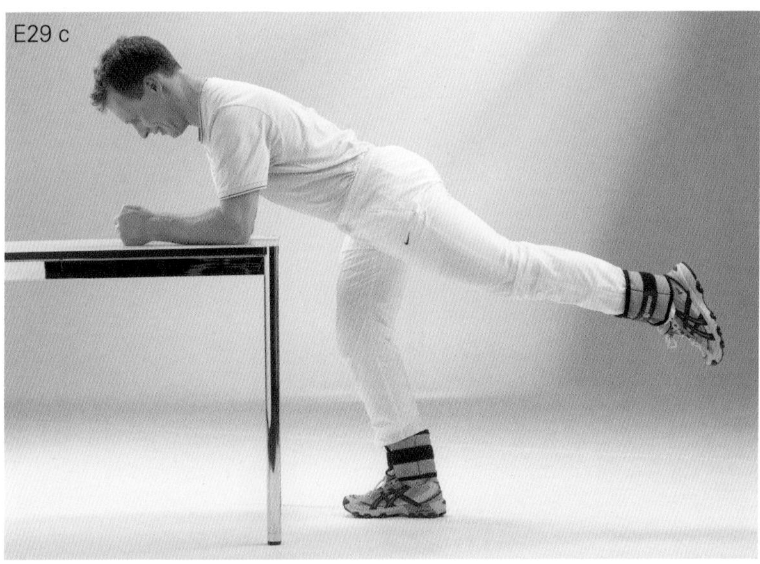
E29 c

无压运动：功率自行车 F

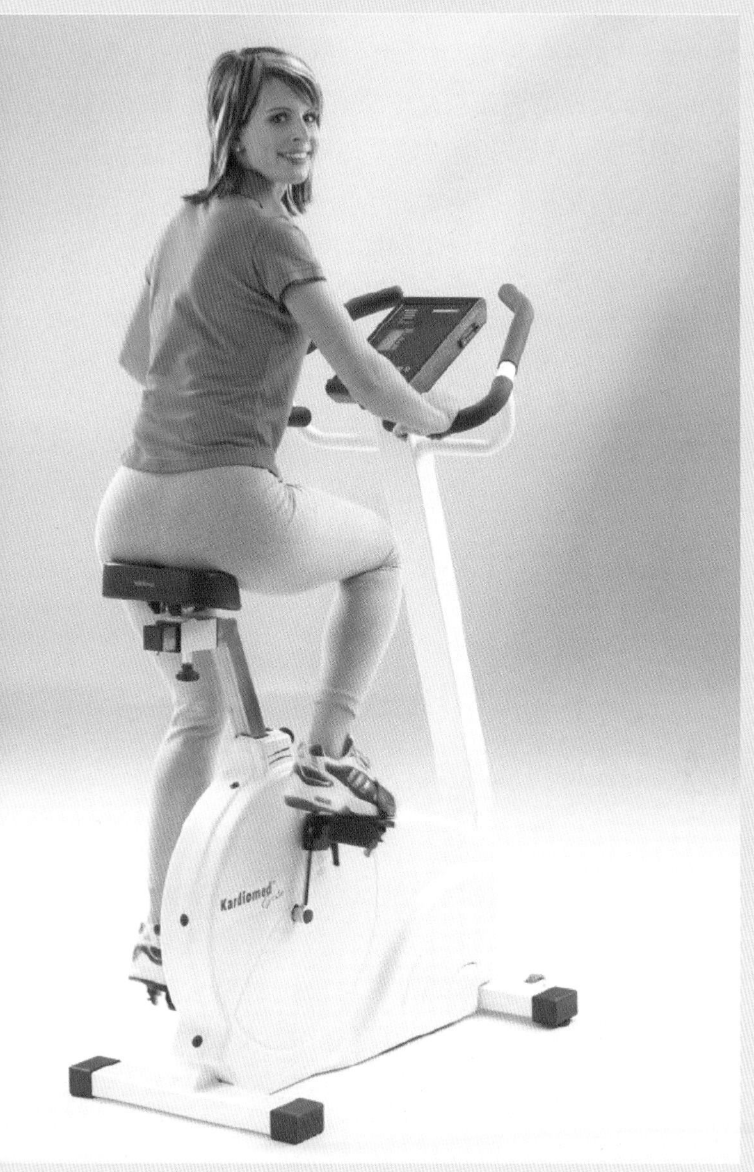

功率自行车训练可以极大地丰富您的膝关节锻炼计划。训练的口号是“膝关节无压运动”，因此在开始练习时，您应该把踏板的功率数调得很低，这样一方面能够使关节软骨获得更好的供养，另一方面也能恢复关节周围肌肉的正常张力。该训练还可以提高腿部肌肉耐力和心血管系统功能，注意保持规律的呼吸节奏，但当有时需要深呼吸或急促呼吸时，也不应刻意阻止。

关于设备和费用的提示

根据设备及类型，功率自行车的价格差别较大。就我们的经验来讲，建议您不要选购最便宜的设备，因为最便宜的直立式功率自行车通常装有大量塑料零件，这些零件可能会很快损坏。

在购买之前，您应该对设备进行尝试，以测试您的个人座椅位置是否合适。如果您很高或很矮，更应注意这一点。如果您的体重超过 90 千克，那么就要确保自行车的框架结构很稳定。下述训练并不需要非常昂贵的骑行台：我们需要的只是一架可以微调的、能够控制功率数的骑行台（5 瓦特为一个单位）。如果您有心血管问题，例如心脏病或心脏植入了起搏器，建议使用可以精确测量脉搏数的骑行台。如果您膝关节的屈曲程度受限，比如不能屈曲超过 100°，那么您就应该选购踏板带有可调节曲柄的设备（参见第 160 页）。

在哪里训练

如果您在家中使用功率自行车进行训练，请选择稳定、平整的地面，并确保训练室通风良好，特别是在冬天并不过于暖和的房间，例如卧室内。

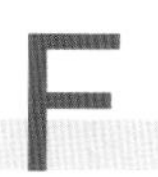

训练时长

为了避免运动过量，请阅读第162页“功率自行车适宜运动量”部分。记住：您是要做对自己和关节有益的事情。

功率自行车的正确锻炼姿势

鞍座高度

要确保以最佳姿势骑行，鞍座高度是最重要的调节指标。鞍座的高度应当足以使您在踩踏板时只需稍稍屈曲膝关节。另外，最好用脚跟踩住踏板，如果您可以在这个动作下完全伸直膝关节，那么您的姿势就正确了。如果上半身或骨盆需要侧倾，那么鞍座就是过高。而如果鞍座调节得太低，那么您就不可避免地要做许多膝关节屈曲的动作，这会使得膝关节压力过大，骑行时也会过于费力，这在训练时是要避免的。

踏板

骑行普通自行车通常需要膝关节能够屈曲超过100°。这样的活动度对于长期患有关节炎或者植入人工关节的人群而言通常是不可能的，或者需要训练者忍受疼痛才能做到。在这种情况下，推荐选择带有可调节曲柄的功率自行车（见F2中的箭头）。这样可使骑车所需的膝关节活动度降低到80°～85°（相关信息请询问体育用品商店）。我们还推荐使用踏板带，这样可以使脚部肌肉更多地参与到训练中。

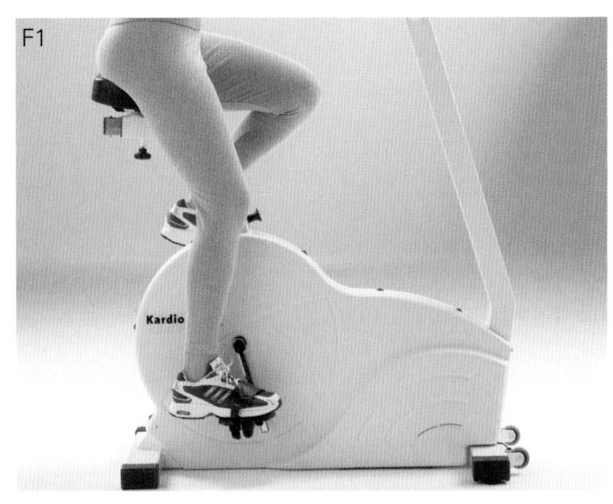

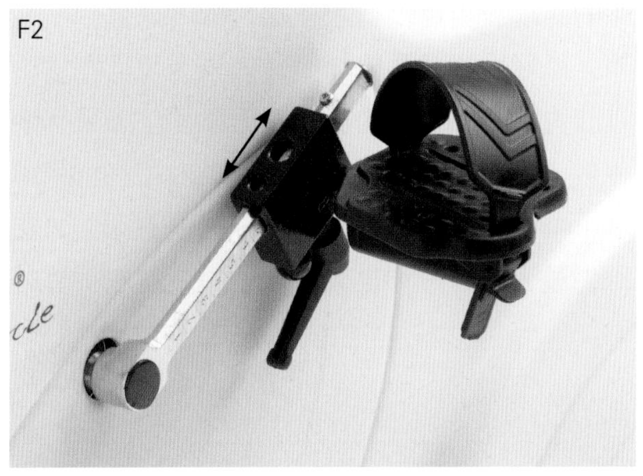

鞍座位置

不同类型的功率自行车调整的方式也不同，有些不仅可以调整鞍座高度，还可以根据身高和身体比例将鞍座向前或向后移动。调整鞍座时，要使自己在任何情况下都能够舒适地握住车把。调整鞍座位置还可以增加或减小膝关节屈曲程度，尽管变化的程度并不大，但这一点也需要考虑。

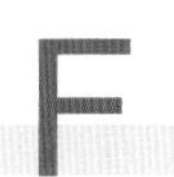

鞍座倾斜度

您还可以根据座椅位置和到车把的臂距更改鞍座的倾斜度。坐姿舒适是最重要的。

调整把手

有些功率骑行台提供向前或向后倾斜车把的选项，目的是保证骑车过程中手臂和上身的舒适，也可以改变握持位置。

正确踩踏板

腿部力线

为避免使膝关节超负荷或异常受力，踩踏板时务必保持正确的腿部力线。最好在镜子前检查脚踩踏板时膝关节是否向外或向内偏移。只有这样才能保持运动过程中的正确腿部力线。

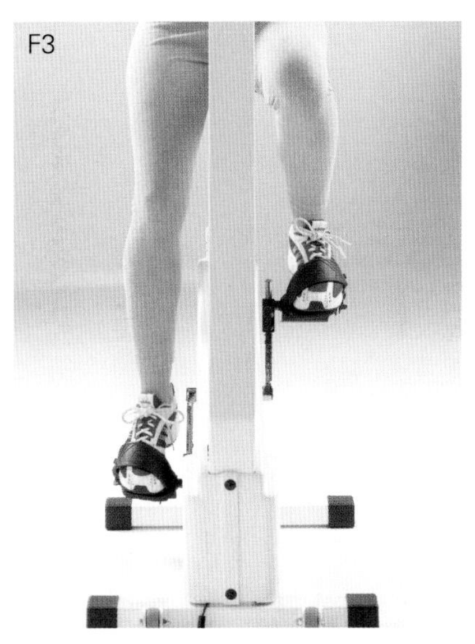
F3

提示

可在镜子前进行训练，以便更好地控制运动姿势。

功率自行车适宜运动量

踏频（转数）

您应该尽量保持每分钟 60 转的转数（踏频）。骑行台上许多不限制转速而可以调整踏板阻力（通常可以瓦特为单位进行调整）的训练选项都应以这一建议为踏频标准。因此也不能踩得太慢，否则膝关节受到的压力会明显增加。

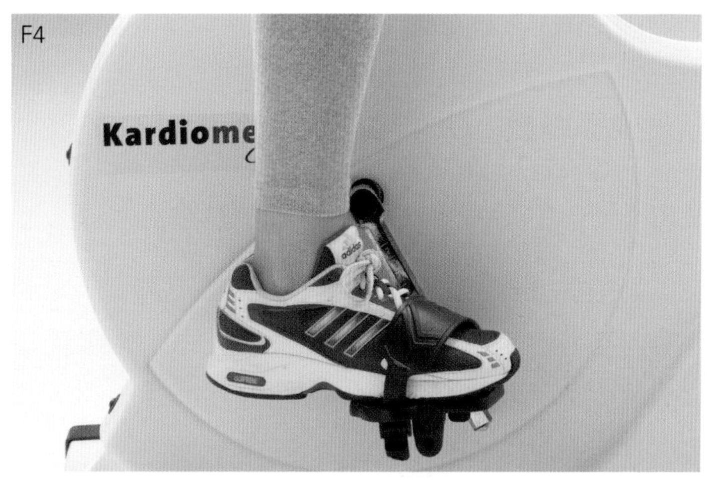

踏板阻力

训练刚开始时，踏板阻力并不是最重要的，练习的目的并不是增加力量和耐力，而是要在一定时间内进行膝关节的保护运动。刚开始训练时请用最小的阻力，如 25 ～ 40 瓦，尤其是在您之前并没有受过相关训练的情况下。训练目标应该是，以每分钟 60 转的踏板频率骑自行车超过 10 分钟，而不会引起膝关节疼痛。

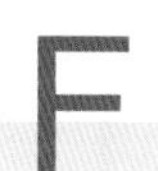

骑行时间

想要逐渐增加训练强度，可将骑行时间从 10 分钟延长至 15 分钟，再延长至 20 分钟，但不要增加踏板阻力。

如果您可以轻松地进行 15 分钟的低功率训练，那么就可以尝试逐渐增加功率。我们建议每个训练单元增加 5 ~ 10 瓦。所谓“训练单元”，指的是一段较长训练过程的最小组成部分。这里指的是每天或每两天进行一次的骑行训练。

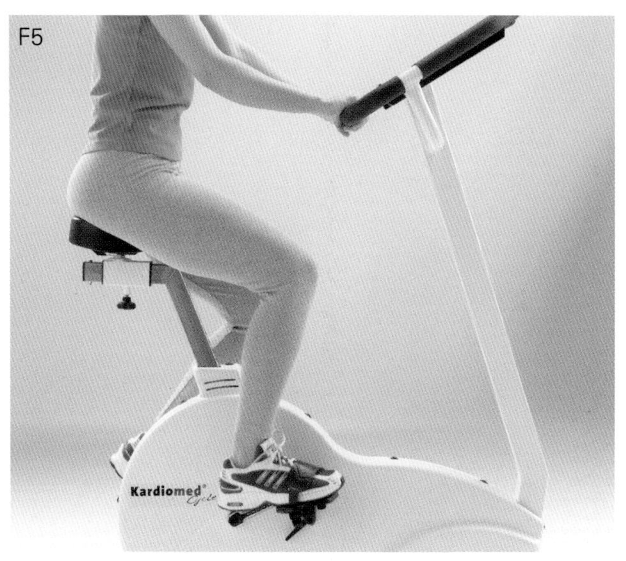

放松阶段

在一个骑行训练单元结束时，即在最后 1 ~ 2 分钟内，您一定要让动作逐渐缓和。主动将踏板阻力降低 25 ~ 50 瓦，让自行车自动滑行。在冷身阶段的骑行可以促进肌肉的主动修复。

进阶练习

如果你在 15 分钟的骑行中达到了 100 瓦的限制，那么可以通过其他方式增加运动量：

1. 在 15 分钟的训练中，可增加踩踏阻力（例如增加 30 ~ 50 瓦），穿插进行 3 次，每次持续 1 分钟。

2. 在骑行中穿插 3 次、每次各 1 分钟的站立训练（“山地行驶”，见图 F6），并将踏板阻力增加 50 瓦。更多关于增加负荷的训练建议，请参见第 215 页附录部分。

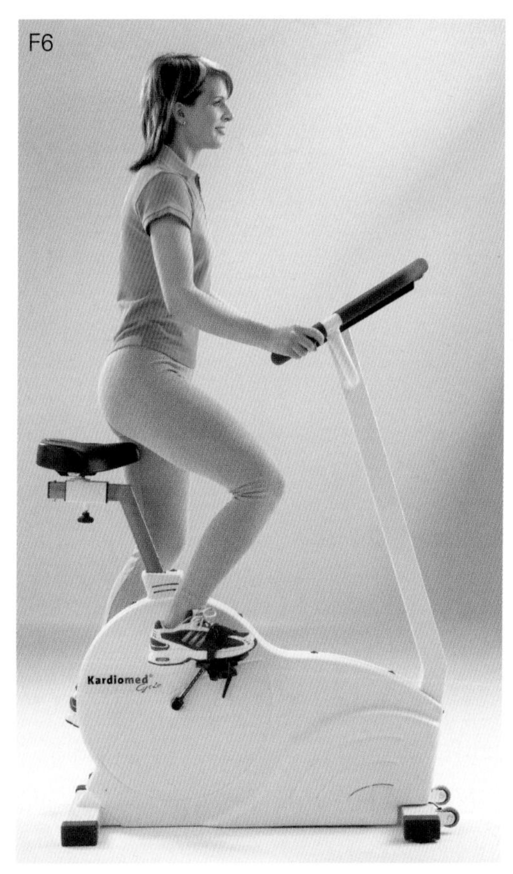

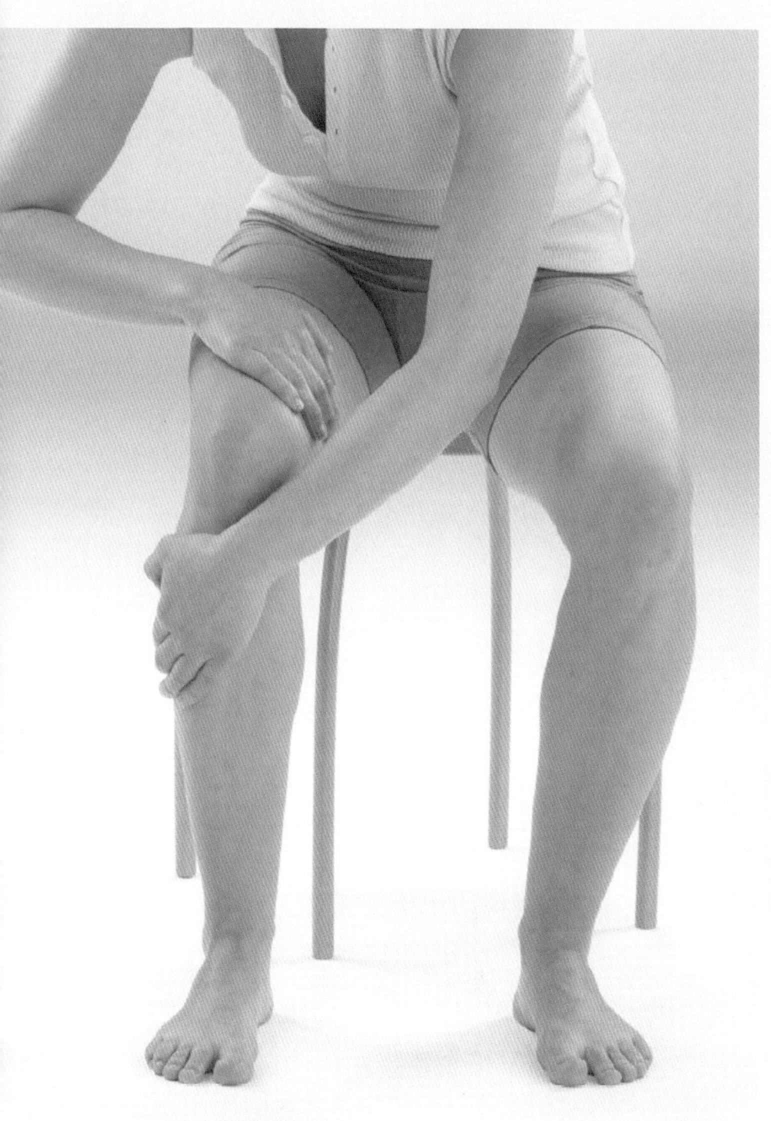

感知身体的能力是日常生活中安全有效地进行运动的重要基础。这是什么意思呢？许多人由于某些习惯动作和错误动作，使腿部关节以及脊椎承受了过度的和不必要的压力。

比如在弯腰捡拾东西时对腿部造成的额外压力，又比如站立位无意识地膝反张，这些错误的姿势时间长了，可能会使某些关节结构如软骨、关节囊和韧带超负荷工作。长期后果是膝关节受损，引起疼痛。于是您的肌肉会试图通过改变其张力和长度来抵消这种非生理性的疲劳，最后导致腿部肌肉的力量平衡出现问题，膝关节从而会承受异常压力。慢性超负荷引起的肌肉疼痛并不少见（即所谓的肌筋膜疼痛症）。

只有通过训练提高身体的感知能力才能打破这种恶性循环。以下训练的目的就是要改善您对自己肌肉紧张程度的感知，并使您学会更好地放松身体！

学会放松

您通过学习本章会认识到：不仅腿部肌肉紧张度对您有影响，您的“内在”放松能力也很重要。科学研究早就表明，心理压力导致的身体紧张与骨骼肌的紧张状态直接相关。

因此，我们即将为您介绍的这些训练，不仅在我们的膝关节运动计划开始时十分重要，同时也可以穿插在训练当中。您很快就会发现，自己能够更好地把注意力集中在身体的某些部位。不过最重要的是将这种新的身体知觉带到日常生活中去，以避免对关节造成过度压力。为了达到这一目的，我们有必要在紧张状态下训练身体的感知力。

卧姿放松

G1 躺在哪里

仰卧躺在垫子上，为了尽可能舒适地躺下，可在腘窝或头部后方放置一个健身滚轮或枕头。

把注意力集中在身体上。有意识地感知身体与地面接触的部分。从脚跟到腿后，再到背部，直至头部支撑部分，开始一次心灵之旅。

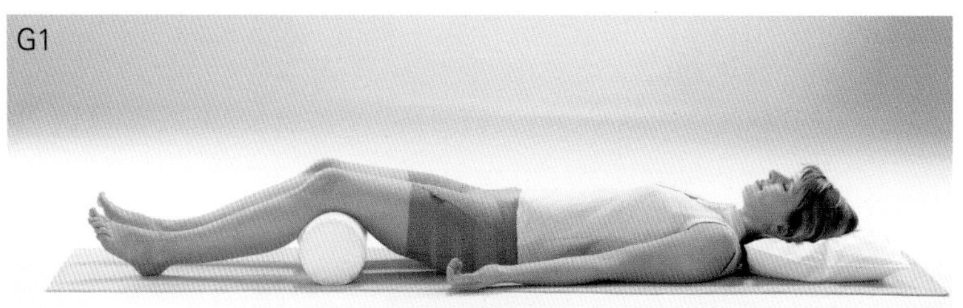
G1

注意身体两侧感觉和肌肉张力的差异，您可以将脚尖朝外放松垂下吗？还是仍旧紧张？您的呼吸平稳吗？

有助于放松的想法

- 我躺在沙滩上，在柔软温暖的沙滩上留下深深的痕迹。
- 我滑进舒适温暖的浴缸，热水包裹着我的身体。
- 我躺在夏天的草地上，太阳明媚，微风轻柔。

G2 皮肤会有怎样的感觉

训练身体感知的另一种方法是使用黄豆袋。在训练中，黄豆袋能够起到“感知辅助”的作用。

G

提高身体感知力

起始动作是放松的仰卧位。首先将黄豆袋放在一侧小腿上（a），全神贯注地感知30秒。感觉袋子是凉爽还是温暖，光滑还是粗糙？或许您还能感觉到袋子的边缘、袋角或接缝？或许甚至感觉到袋中的一颗颗黄豆？然后将袋子放在一旁并试着觉察与之前状态的不同以及身体另一侧的感觉。在双腿的不同部位重复这一练习（b ~ d）。

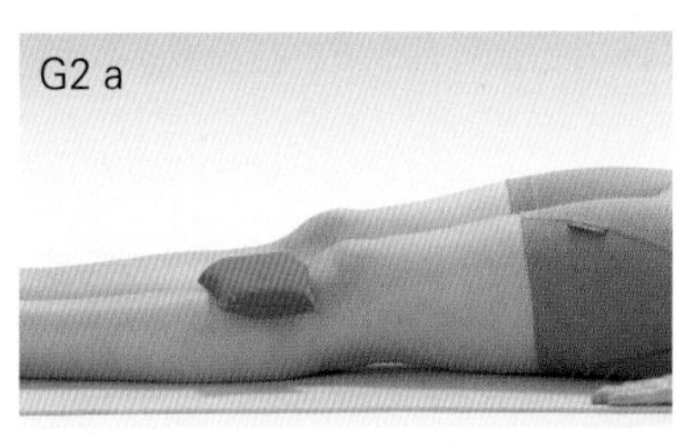
G2 a

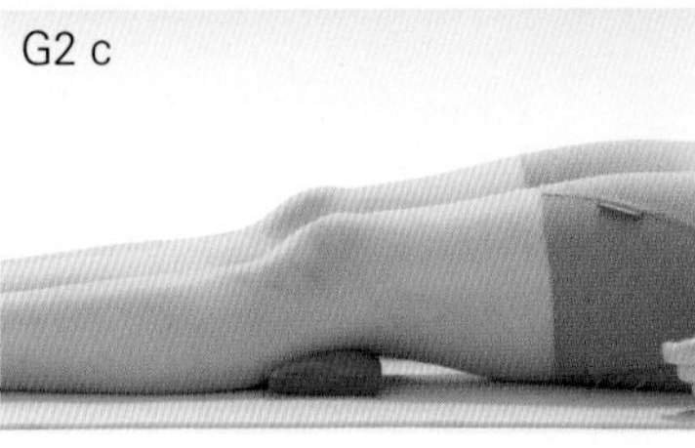
G2 c

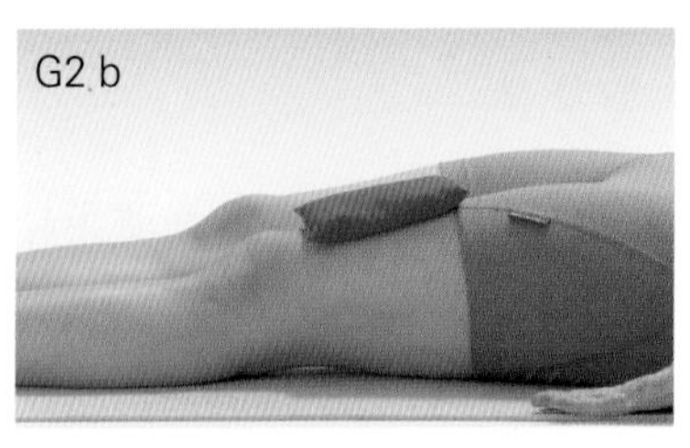
G2 b

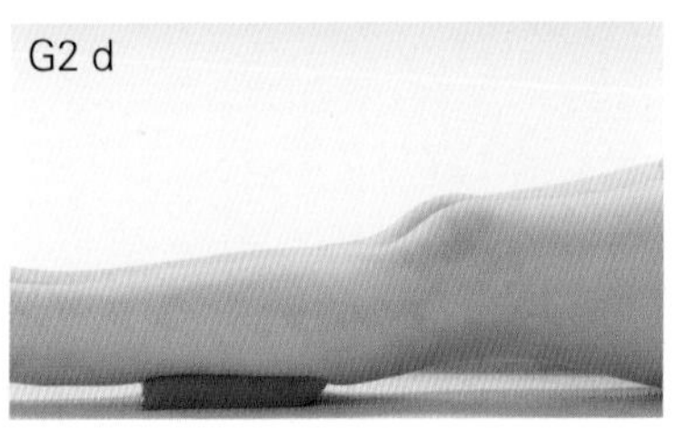
G2 d

自我按摩放松训练

坐姿也能进行放松训练，借助黄豆袋或健身球进行放松，当然徒手也可以。

G3 用袋子按摩

用黄豆袋按摩双腿，从上至下，由内而外进行画圈和推按，横跨按摩整个肌群。

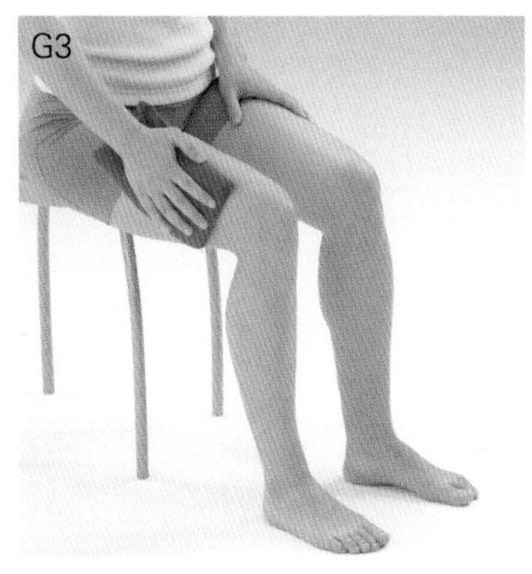

G4 网球按摩

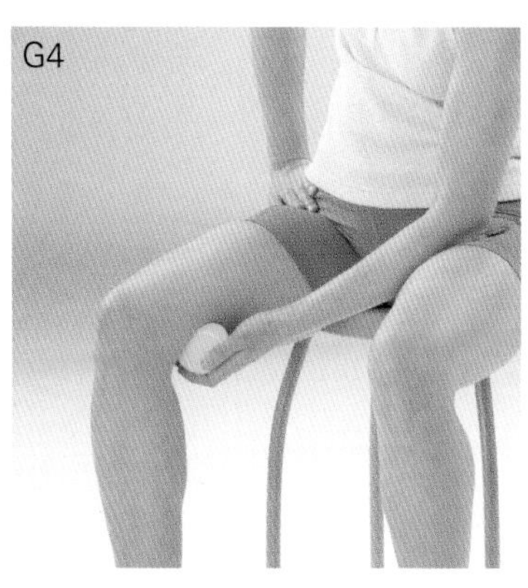

G5 刺猬球按摩

由于表面粗糙，网球、刺猬球以及黄豆袋都适用于通过滚动和圆周按摩来刺激血液循环。

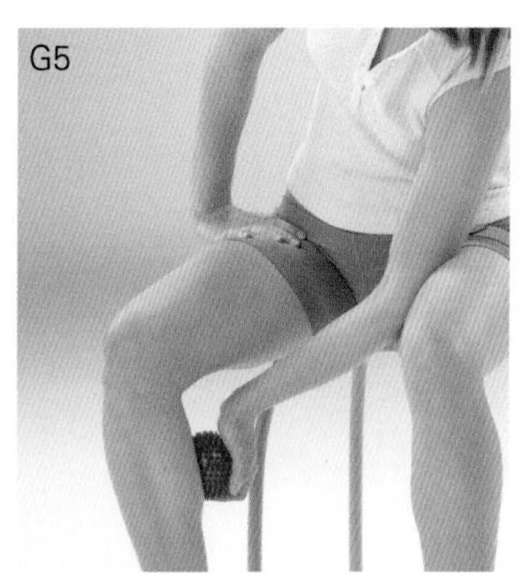
G5

G6 推按疏通

推按对膝关节周围的肌肉有放松舒筋的作用，还可以疏通该区域的淋巴和静脉血管。可以从小腿向髋关节方向按摩腿部肌肉，同时注意确保不要向膝关节施加压力，平滑推按。

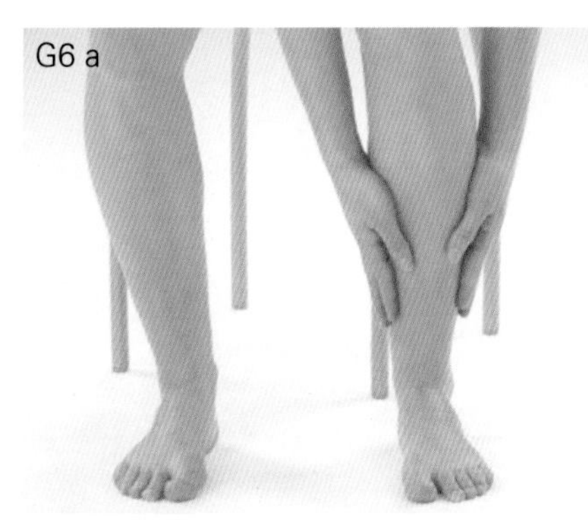
G6 a

首先从小腿肌肉向大腿方向轻柔地推按 10 次（a+b）。

接着进行 10 次交叉推按，即从膝关节外侧到大腿内侧，方向略微偏移，再从小腿内侧到大腿外侧（c）。

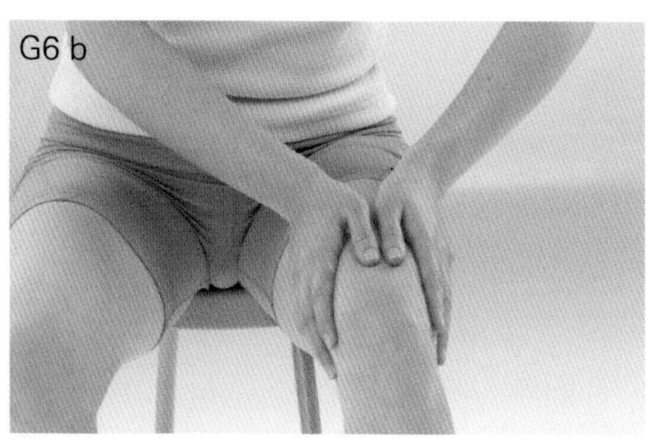

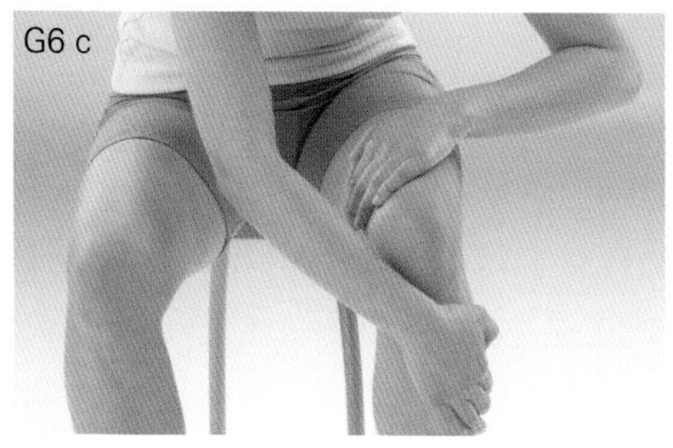

另外，尝试以仰卧位进行类似的腿部疏通按摩：由于重力有助于血液回流，仰卧疏通效果也会更明显。

提示

对膝关节施加压力的力度取决于按摩材料的硬度，原则上应保持谨慎，大腿（前 / 后 / 内 / 外侧）和小腿（尤其是后侧）可大力按压，使肌肉横向和纵向舒展，这会让您感到十分舒适。

重力感知训练

当膝关节疼痛时，身体会不自觉地做出保护关节的动作，这些动作常常会对双腿产生不同的压力，进而导致肌肉的超负荷与应激状态。通过改善身体感知力，这些问题都可以避免。因此，下述训练动作都旨在提高身体的感知力。

G7 体重平衡

两腿分别站在两个体重秤上（或者一个体重秤和一本书），闭上眼睛，尝试将体重平均分配到两条腿上（a）。比如您体重80千克，那就有意识地将重量均匀地分配在两只脚上，左边40千克，右边40千克。在体重秤上检验自己是否分配均匀。

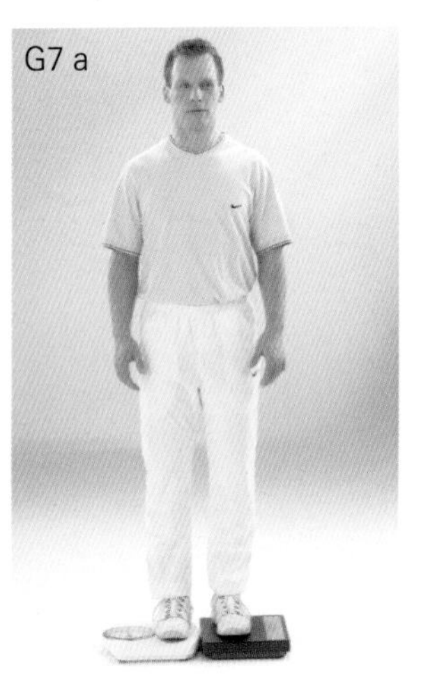
G7 a

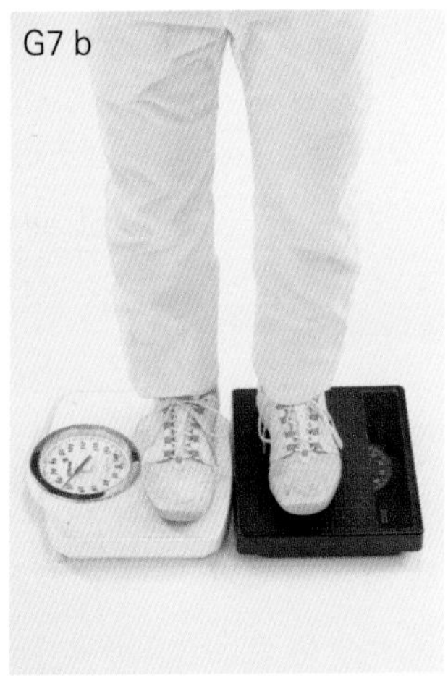
G7 b

提示

如果家里只有一个体重秤（大部分家庭都是如此），也可以使用一本厚厚的书来平衡高度。

替换练习

尝试不同的体重分配，例如体重 80 千克，尝试按 60/20 千克或 30/50 千克分配重量，然后换腿。再次有意识地感知体重分配（b）。

G8　前后脚压力训练

双脚的前脚掌站立在体重秤上，脚跟站立在另一个体重秤上（或者一本书上）。现在尝试按不同比例分配前脚和后脚承担的体重，并有意识地改变重量。可以通过体重秤上的示数来进行控制。

G8

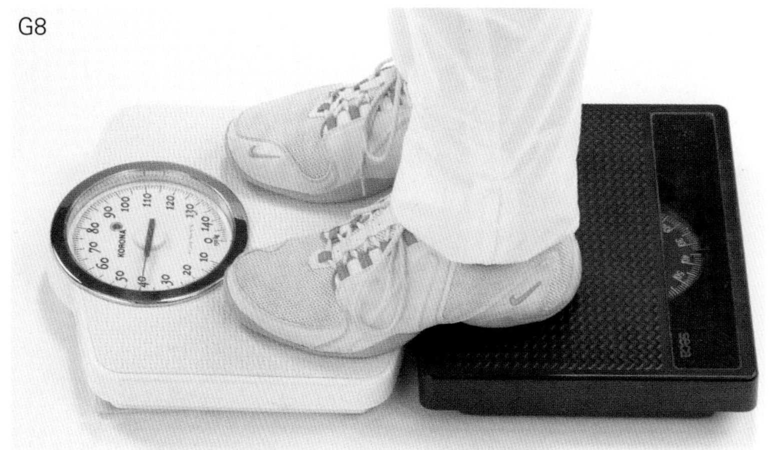

H 齐心协力：双人训练

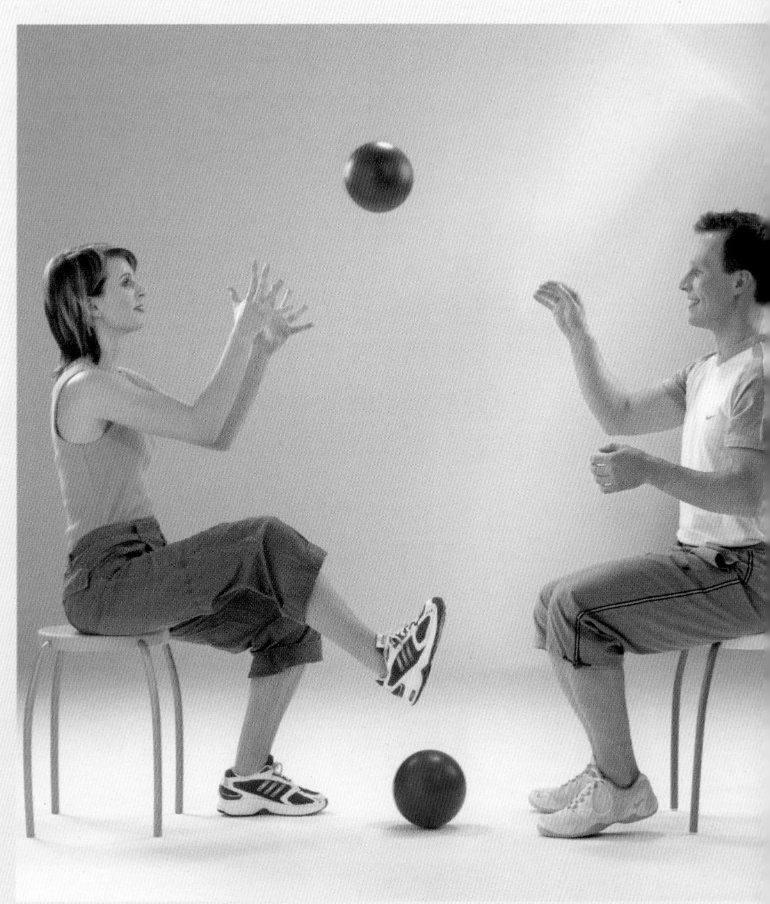

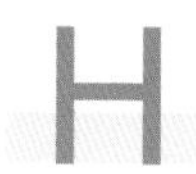

找个同伴一起锻炼是保持运动积极性的好办法（谁能每天都坚持爬起来做运动呢），两人一起可以增加运动的乐趣。此外，双人组合还能进行许多新的动作，使您已经熟悉的健身动作更加多样化、更加有趣。训练伙伴应该彼此合作而不是相互对抗。认识并探索自己与同伴的极限和能力都很重要。

谁可以成为同伴?

您的伴侣或朋友非常适合一起进行双人训练，年龄或能力上的差异并不是障碍，就算您的同伴没有膝关节方面的问题，他仍然可以通过运动预防疾病，改善自己的身体状况。

练习目的

我们的训练以徒手仰卧姿势开始，旨在锻炼两人互相适应、协调完成动作的能力。站姿运动则需要两人都具有良好的身体感知力并且能够专注于对方，有利于加强膝关节周围的肌肉，训练平衡能力和反应能力。借助健身球或弹力带进行的训练可以锻炼敏捷性，同时也可以有针对性地增强腿部肌肉的力量。

呼吸方面的建议

训练时请始终保持呼吸节奏稳定，原则上应避免憋气，呼吸要与身体动作的节奏相配合，这对锻炼非常有帮助。

训练时长和训练量方面的建议

运动时长（重复次数）和运动量（运动组别数），可参阅前几章的介绍。单腿的平衡训练每次不应超过 20 秒。动态强化训练可重复 15 ～ 25 次。静态拉伸训练应保持 10 ～ 20 秒。

双人徒手训练

H1 脚部摆动

两人朝相反方向仰面躺下，抬起双腿，脚底相触，髋关节与膝关节屈曲，手臂平放在身体两侧。将脚尖前后活动，对抗同伴的阻力，大腿和小腿注意保持不动，只运动脚踝。您可以对称锻炼，即左右脚一起向前压（a），然后回到初始位；或者不对称地进行训练，左脚向前，右脚向后，然后再交换（b）。

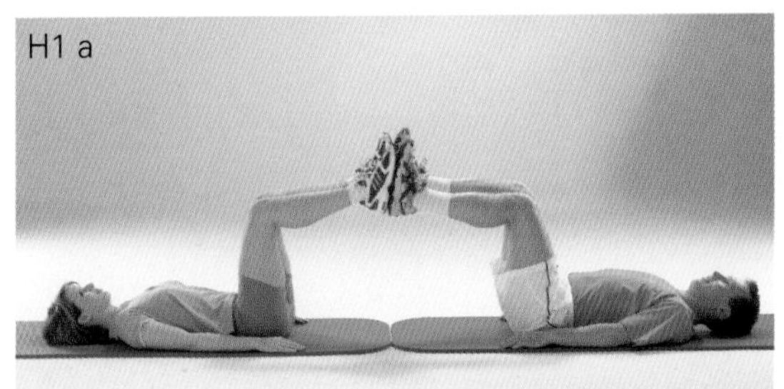
H1 a

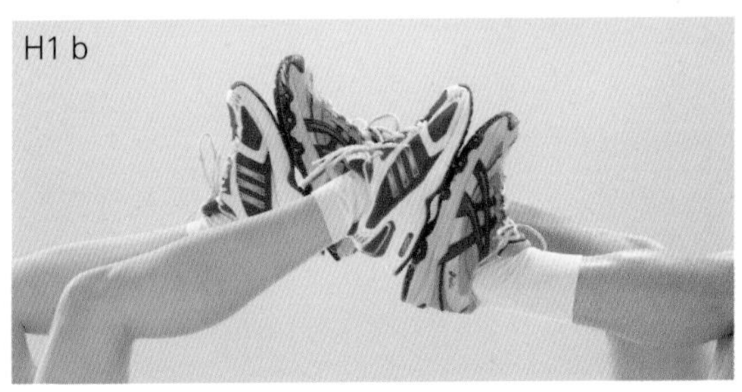
H1 b

进阶练习

如果想要同时训练背部和腹部肌肉，请不要将手臂放在地面上，而是交叉放在颈部后侧。

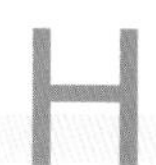

H2 双人踏自行车

起始位置和上一训练相同，这次是与训练伙伴一起在空中“骑自行车”。确保脚掌（至少前脚掌）始终保持接触，并保持对动作的控制，慢慢运动。

替换练习

- 向后骑自行车。
- 一人改变速度，另一人必须相应地对改变的速度做出反应。
- 更用力地踩踏，增加两人的运动对抗力。

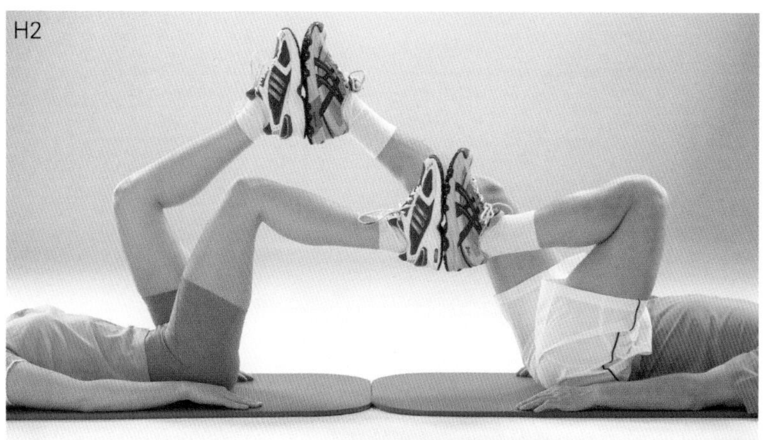
H2

H3 金字塔式与分腿训练

两人仰卧，脚底保持接触。现在，两人都慢慢地伸展膝关节，脚尖朝天花板方向移动。重要的是：脚底始终保持接触！然后缓慢屈曲膝关节。双腿可以同时或者交替进行该伸展运动（a）。

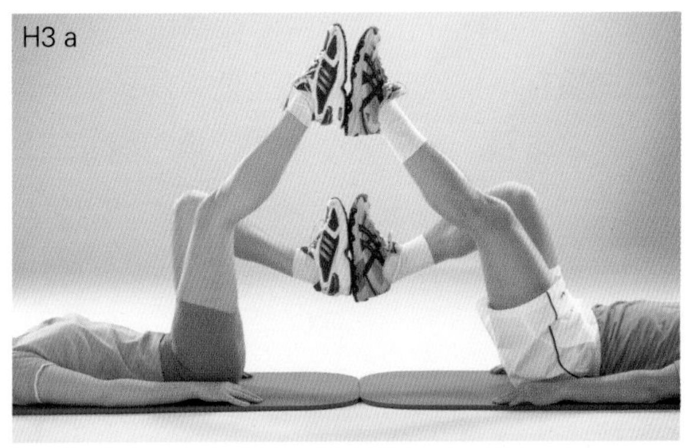
H3 a

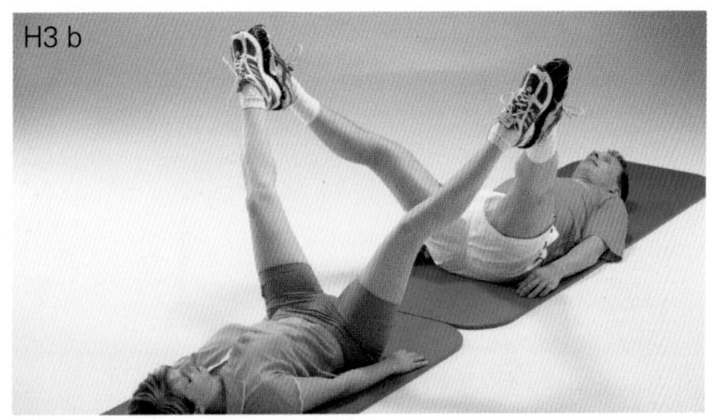
H3 b

提示

上述三种运动（H1 至 H3）有助于增强整个腿部肌肉，并锻炼运动感知力，而下列动作不仅可以增强肌肉，还可以训练平衡感和稳定性。

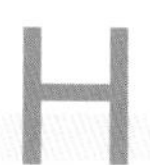

替换练习

双腿向上伸展，脚底保持接触，现在缓慢地分开双腿（b），然后再合拢。

H4 “稳如磐石”

身体直立，双腿略分，手臂向两边伸展。您的同伴尝试在不同的位置缓慢地推拉您的手臂和肩膀，试图使您失去平衡（a）。

同伴推拉时应注意：不能猛烈变换方向，而是要进行“慢动作”，这样您就有足够的时间做出反应。

进阶练习

- 可将双脚位置靠近一些，跨步距离小一点（b）。
- 锻炼时请闭上眼睛。

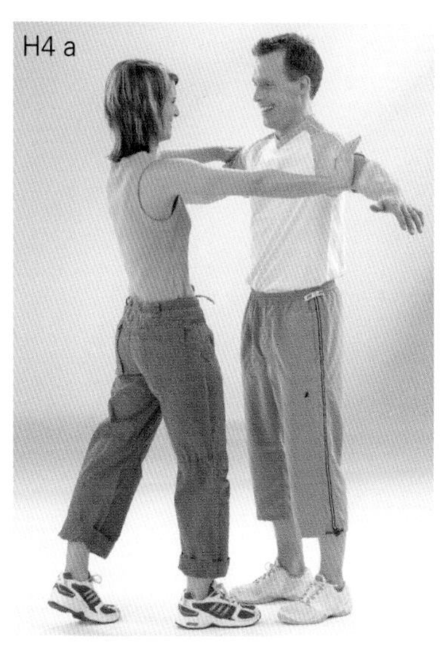

H4 a

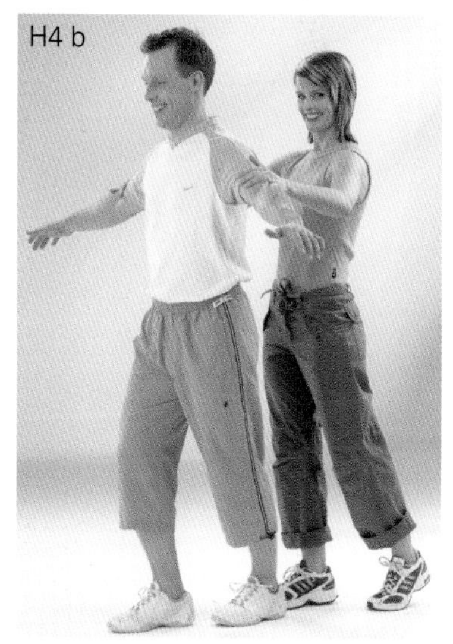

H4 b

H5 天平式

两人面对面站立。伸出双手，握住对方双臂，同时慢慢屈曲膝关节（a）。不要放开您的伙伴，与他保持平衡。同时注意膝关节屈曲的程度，大腿不需要与地面完全平行，而应稍稍向前倾斜。

进阶练习

- 屈曲膝关节并站直，重复 10 ～ 20 次。
- 屈曲膝关节 5 ～ 10 次，保持这一姿势 5 秒。
- 在最低的位置抬起脚跟（b）。

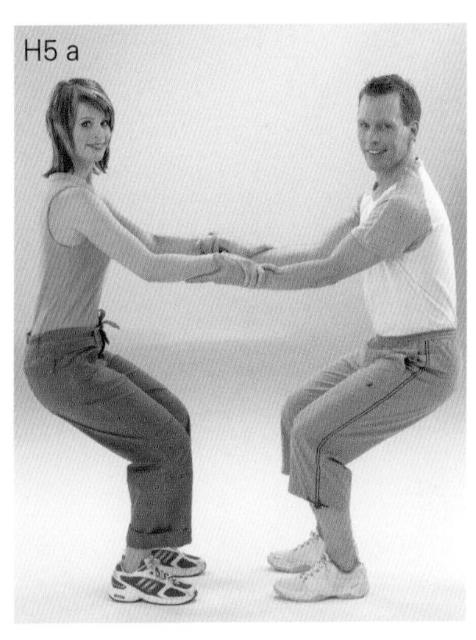
H5 a

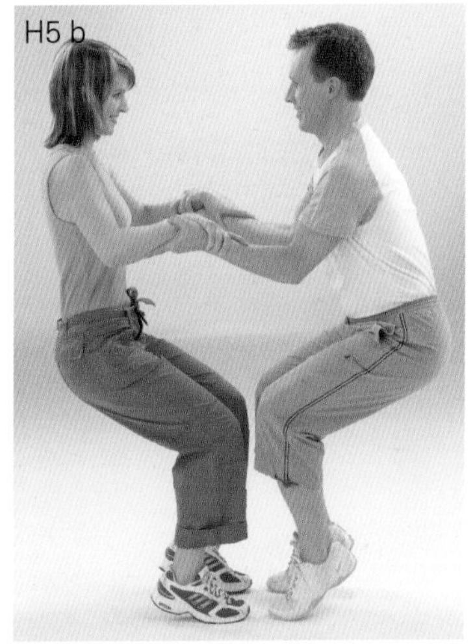
H5 b

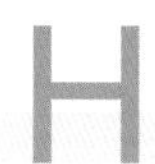

H6　掌推练习

两人面对面跨步站立，手臂伸至胸部高度，双方用手掌互相支撑。从后腿开始用力，向您的伙伴施加推力，尝试使他失去平衡。您可以自己决定推力的大小。注意要始终保持均匀呼吸。

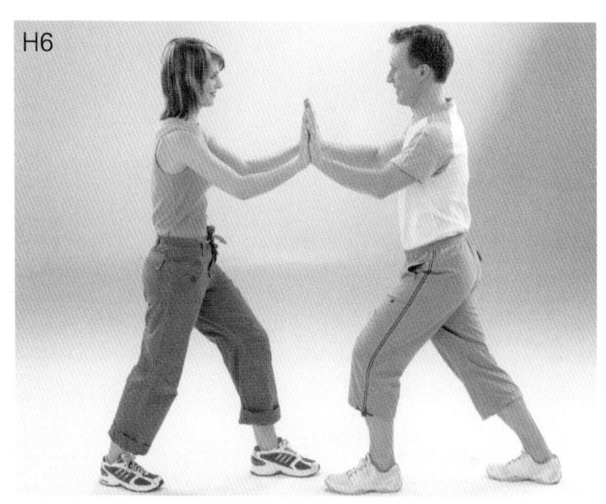

H7　拉力练习

两人面对面站立，伸出双臂，双手互相紧握，前腿轻弯以便支撑。尝试将伙伴拉向自己，对方则反向回拉。

替换练习

可以将这一训练与上一个动作结合起来，一只手推同伴，另一只手拉同伴。

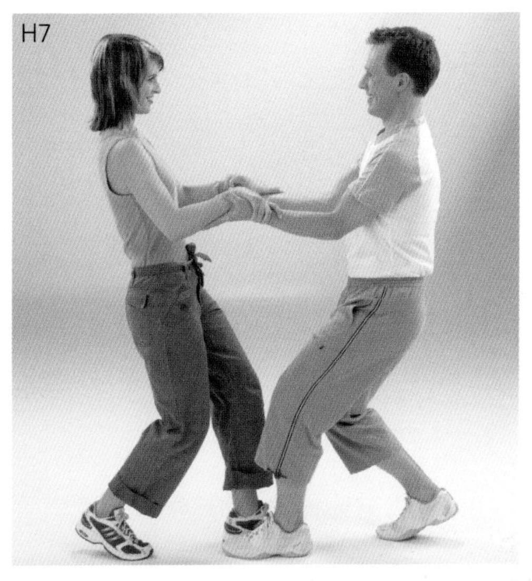

提示

接下来的力量训练将单脚站立完成。进行下述训练的前提是，您可以不用借助支撑物，保持单脚站立 10 ~ 20 秒。为了保持平衡，最好将手臂向身体两侧伸展。

H8 双脚互压

两人面对面站立，注意站立面保持稳定。双方抬起右腿，将两脚内缘碰在一起，双脚压紧 10 ~ 20 秒（a）。左腿重复该训练。

替换练习

尝试用脚的外缘进行这一训练（b），如果有平衡问题的话，两人可以握紧一只手。

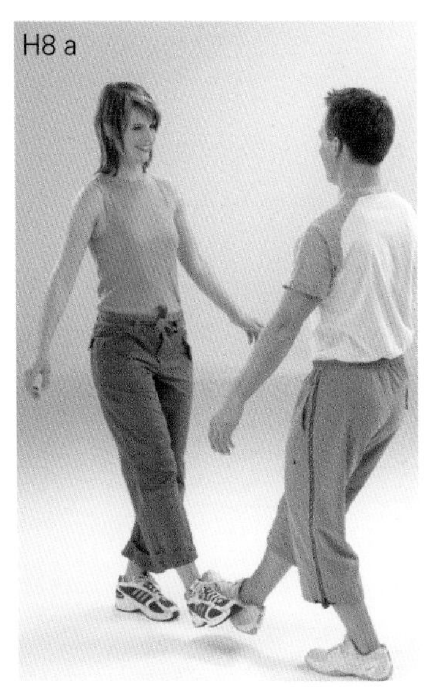

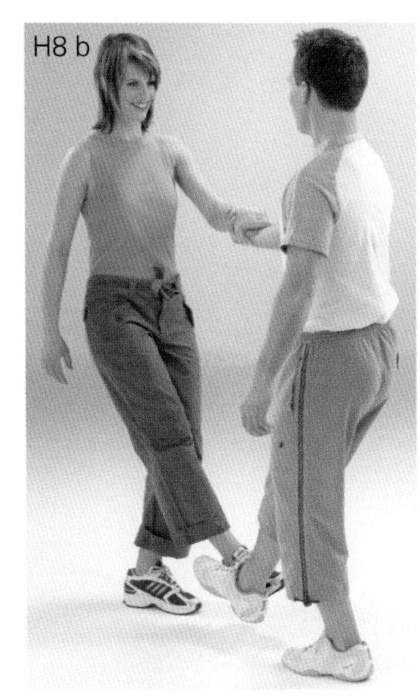

H9 双人鹤立

两人背对背站立，中间保持一定距离。两人脚底相互挤压 10 ~ 20 秒，然后换另一边。

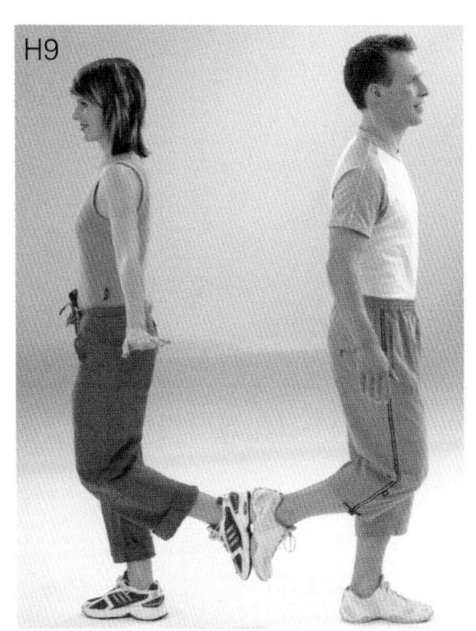

双人健身球训练

以下所有训练均躺在垫子上并借助健身球进行。

H10 双人仰卧戏球（1）

两人朝相反方向仰面躺下，两脚相对，中间放一个健身球，将小腿和脚放在球上，脚掌接触，手臂平放在身体两侧，现在，对抗同伴的压力（a）前后来回同时或交替地摆动脚踝。

替换练习

– 尝试用脚跟从对方那里“偷”球，让球朝自己的方向滚动，您的伙伴将球按住 10 秒，持球静止不动。

– 两人的脚始终与球面接触（b），共同将球左右移动 15 ~ 20 次。左右两边各保持 2 ~ 3 秒。

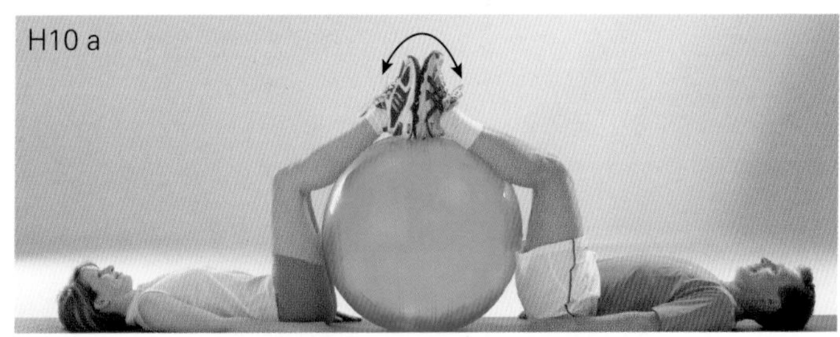
H10 a

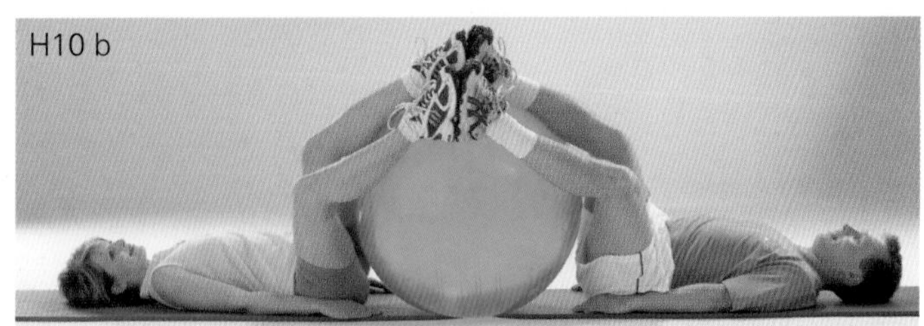
H10 b

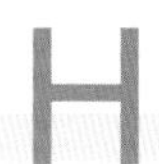

H11　双人仰卧戏球（2）

两人用脚把球踩在中间，脚底完全踩实（a），小腿与大腿呈 90° 角，不要过度屈曲膝关节，两人同时用双脚按压球，保持球静止不动（a）。按压时保持 10 秒，重复此练习 5 次。

进阶练习

加大肌肉力量，与伙伴同时或交替抬高臀部（b）。但要确保球不会滚开，而且不要忘记保持均匀呼吸。

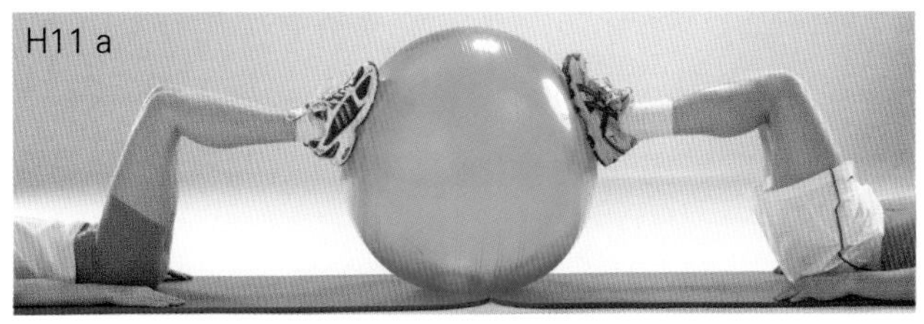
H11 a

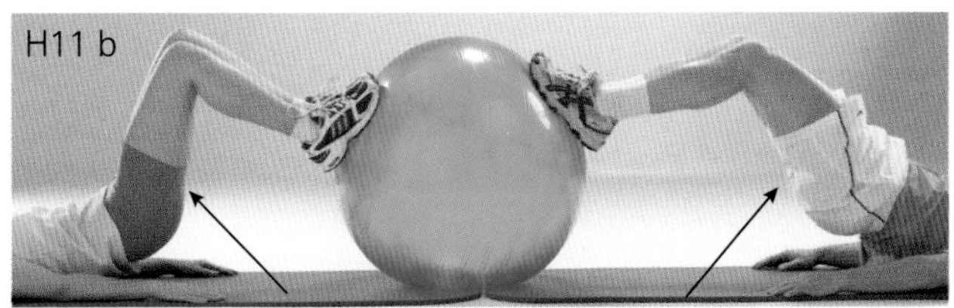
H11 b

提示

两次练习之间要稍事休息：放松腿部肌肉，可以用脚掌将健身球滚给同伴，然后再滚回来。下面的双人训练将用坐姿进行，会用到 1 ~ 2 个健身球。这些训练可以增强肌肉强度，提高协调能力。

两人相对坐立，凳子之间相距 2 ~ 3 米。

H12 坐位单腿踢球

两人用脚掌来回滚动健身球，用脚跟或脚尖停球，双腿交替进行训练。

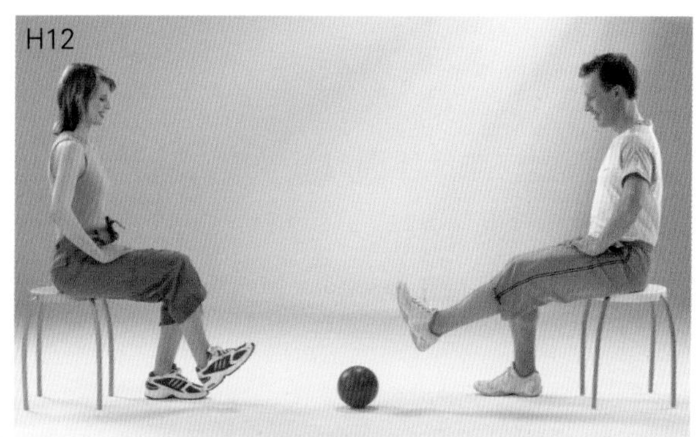

H13 坐位踢球控球

将一个健身球在两人之间来回踢动，另一只脚放在另一个球上，通过肌肉发力，尽可能按住这个球使其保持不动，同时这条腿也保持稳定。

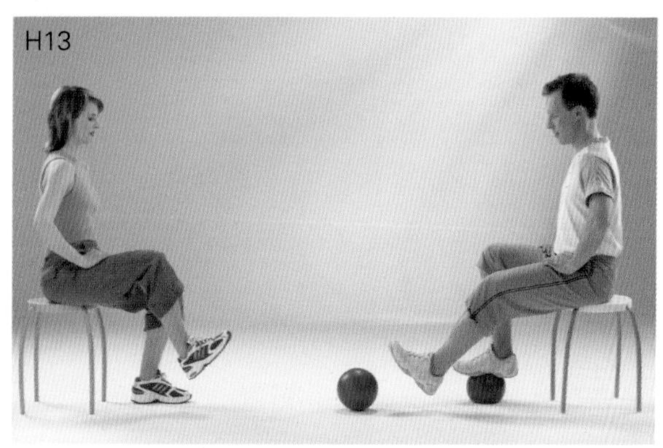

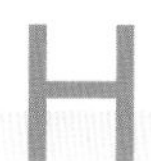

H14　坐位单腿固定传球

两人同时来回踢两个球，另一条腿在地面上保持不动。

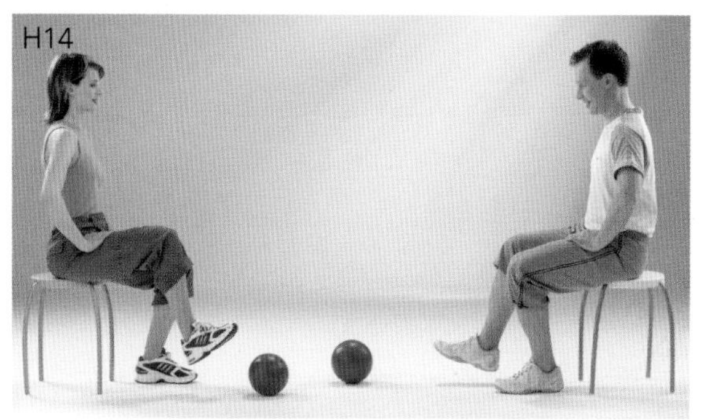

H15　手足传球

两人交替用脚踢球，然后用手掷回另一个球。

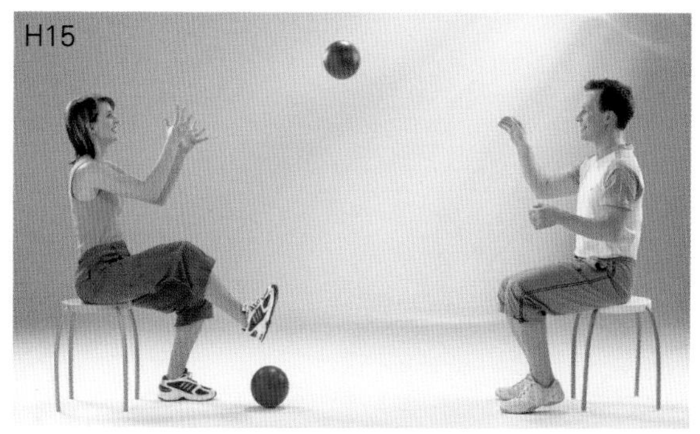

H16　挑球

小心地用脚尖勾起健身球，并用合适的力量将球传给对方。同伴用手接球，并以同样的方式把球再传给您。

此外，您也可以用站姿进行上述所有健身球训练。

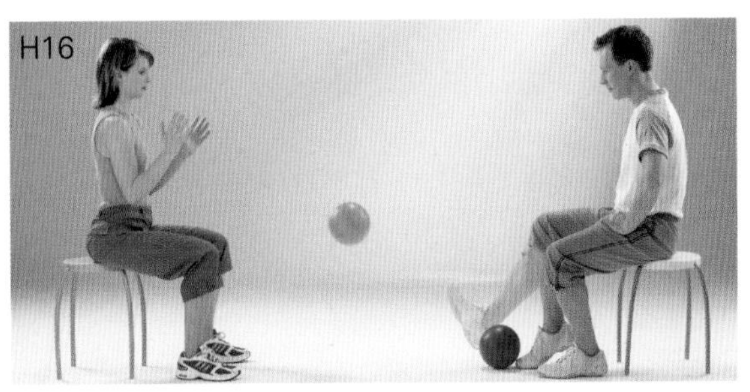

双人弹力带训练

下述双人训练将用站姿进行，使用两端打结的弹力带。训练目的是加强腿部肌肉和练习平衡。

H17 侧面紧拉

双人并排站立，相互扶住肩膀保持稳定。将弹力带在脚踝略上方绕过小腿，加大两人之间的距离，直到带子绷紧为止。两人同时向外伸开腿，然后再慢慢回到起始位置。重复

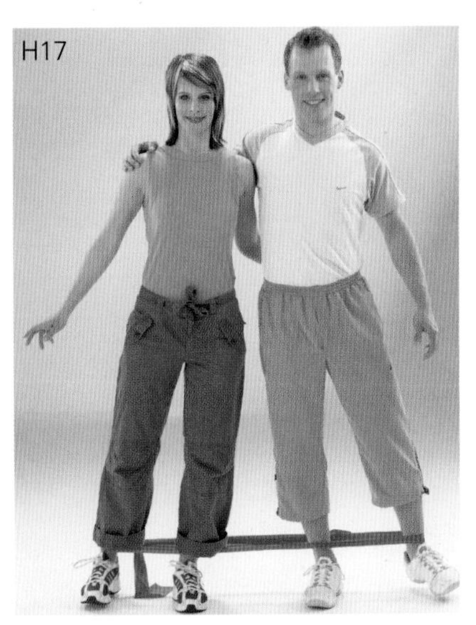

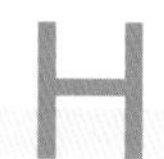

该练习 15 ~ 20 次。

替换练习

如果训练时遇到平衡问题，建议其中一个人站立不动，以增加另一个人的稳定性，然后换人练习。

H18 向后紧拉

两人面对面站立，弹力带绕在脚踝上方。加大两人的间距，直到弹力带拉紧为止。现在两个人轮流将一条腿向后伸展，进一步拉紧弹力带。膝关节微屈曲，然后恢复原位。重复这一训练 15 ~ 20 次，然后换腿。

训练过程中请务必保持直立。如果无法站稳，请使用支撑物（例如棍子、扫帚或墙壁）。

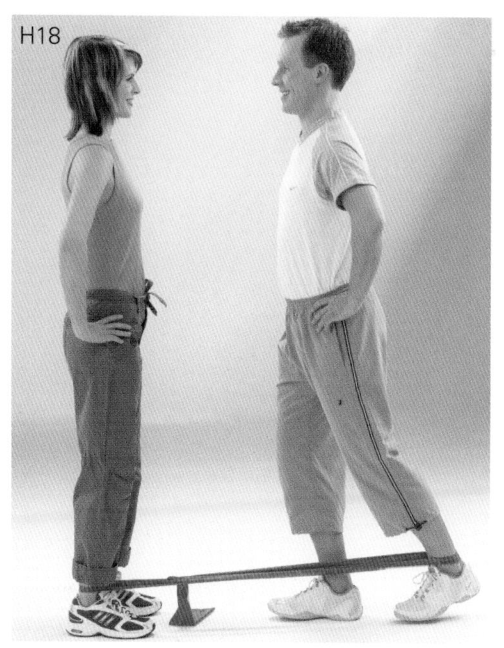

进阶练习

两人同时将腿向后伸展。

H19　向前紧拉

两人背对背站立，将弹力带绕在一条腿的脚踝上方。加大两人间距，直到弹力带拉紧。现在，将一条腿向前抬起，抵抗弹力带的阻力，膝关节保持伸直，然后回复初始位置。重复这一动作 15 ~ 20 次，然后换腿。训练中如果站不稳，可以使用支撑物。

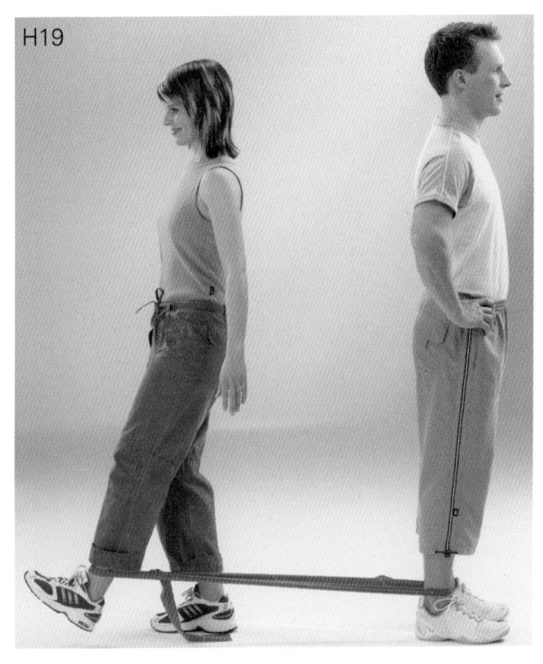

替换练习

两人同时将腿向前抬起。

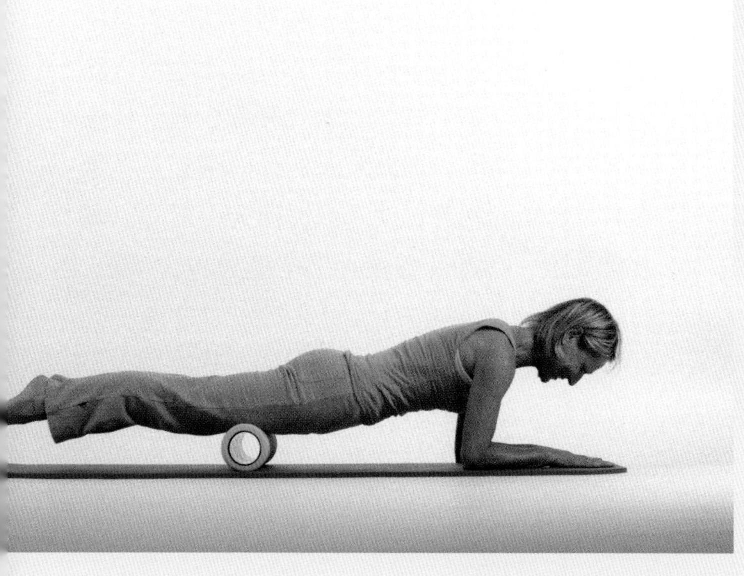

什么是筋膜？为什么要舒展筋膜？

最新的研究表明，覆盖肌肉、肌腱和关节的结缔组织不仅仅是“包装材料”，而且还具有非常重要的运动功能。筋膜网络的作用曾经被大大低估，它包含着各种感受器，如疼痛感受器，对肌肉控制、新陈代谢以及对活动的感知至关重要。如果筋膜组织因为相互粘连、缺乏弹性而变得滞涩，肌肉组织的力量就会受限，活动和稳定关节的能力也会变差。例如，如果小腿或大腿外侧区域的结缔组织张力过高，就会导致膝部和踝部的异常负荷，从而引发关节问题。

下面将向您展示的筋膜训练，为前文的关节活动伸展训练提供了极为重要的补充。放松而柔韧的筋膜可以改善肌肉力量的发挥，使运动更加协调，最终能够减少日常生活中的关节问题。

筋膜训练：设备及材料费用的建议

用于筋膜肌肉训练的设备主要是泡沫滚轴和泡沫球，市面上出售各种品牌、不同硬度的泡沫滚轴和泡沫球。

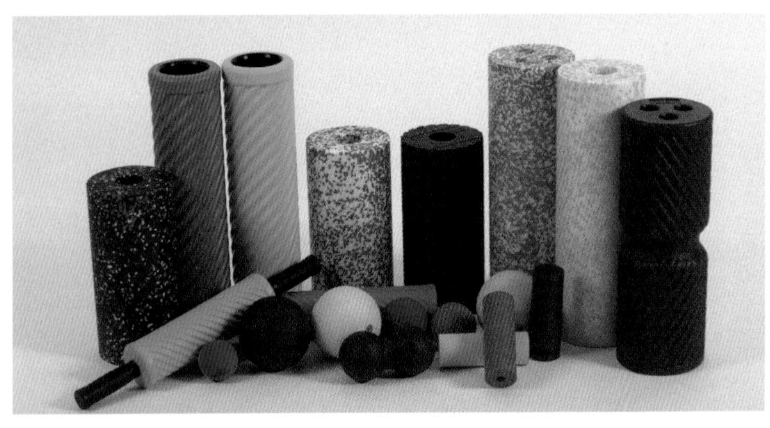

有些（但并非全部）制造商用不同的颜色区分不同硬度的筋膜锻炼器具。需要注意的是，便宜的产品有时会有异味，而且表面磨损得更快。选购滚轴和球组成的筋膜套件一般比单独购买更加便宜。

刚开始训练时，或对于结缔组织较为柔弱、对压力较为敏感的地方，应选用柔软至中硬的训练器具（理疗用）。相反，对于肌肉较不敏感的区域，应选择材质更硬的产品。在体育用品商店购买家用筋膜锻炼器时，应提前试用。

进行筋膜训练

对初学者来说，筋膜训练总是会在锻炼的肌肉区域产生压力，引起的“舒适 – 疼痛”的感觉。开始时有些敏感是正常的，但这种敏感应该随着训练而逐渐降低。切勿引发刺痛或持续疼痛，若出现明显疼痛，则要及时就医。

每周进行 2 ～ 3 次膝关节运动后，再主动增加 10 分钟的筋膜训练就已经足够了。我们建议您对每组肌肉进行 10 ～ 30 秒缓慢而平稳的滚动按摩。想象自己用像慢动作滚动生面团一样将筋膜组织揉开。这会有效地使组织的中间层不再粘连，刺激血液循环和新陈代谢，降低筋膜组织层的过度紧张，并减轻膝关节的负担。

如果在滚动过程中发现特别敏感的地方，您可以在这些区域轻轻按压（例如用泡沫球或网球）或做圆周运动。进行所有这些运动时，请集中精力，并尽可能地放松肌肉，有意识地、认真地滚动器具。同时自然呼吸，不要憋气。每次练习结束后，用 10 秒钟来感受筋膜训练的效果。

初学者和进阶者的筋膜训练

以下内容将首先为您展示每个筋膜区域（脚底、小腿、大腿和臀部）的简单运动项目，适用于初学者。

在实际训练中，我们经常会遇到这样的情况（特别对于年龄较大且运动较少的人群）：很难用手臂支撑进行筋膜训练——这可能是由于手腕或肩膀疼痛、手臂或肩部缺乏支撑力以及核心肌肉力量差而导致的。我们为这类人群设计了新的运动姿势，以便进行有效的筋膜训练。并在此基础上设计了一些运动强度更大、更难的项目，适合年轻人和“高阶筋膜训练者”。

在所有练习中，滚轴和球的压力大小不同，这取决于用单腿还是双腿进行训练，以及训练者的体重大小。请始终从脚掌开始训练（如以下练习的顺序所示），然后是小腿和大腿，最后是臀部。

脚掌筋膜训练

I1　坐姿脚掌滚动按压

坐在椅子或凳子上，将泡沫滚轴或泡沫球放在脚底下，从前向后滚动到脚跟（a+b）。重复这一动作 2 ～ 3 次，接着换腿。注意感受向器材施加了多大的压力。变换脚掌与滚轴的接触面，您可以着重按压脚底内缘或外缘。

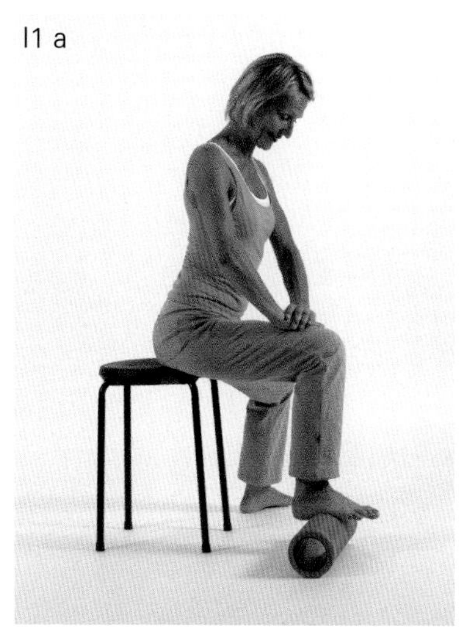
I1 a

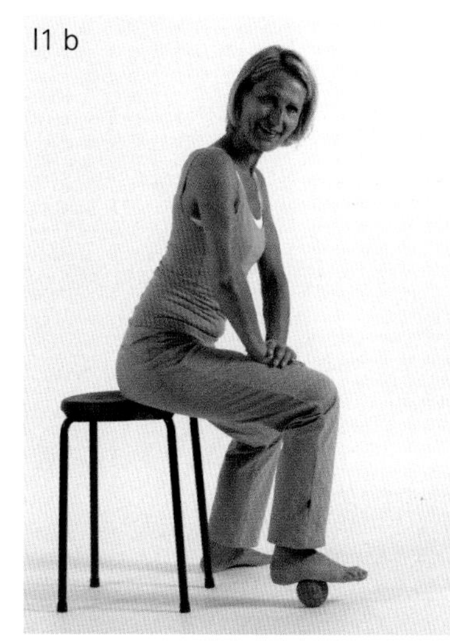
I1 b

I2 站姿脚掌滚动按压

站在垫子或毯子上，必要时可以扶着椅子。将泡沫滚轴或者泡沫球放在脚底。从前向后滚动滚轴或球，直到脚跟（a ~ c）。重复这一动作 2 ~ 3 次，然后换另一条腿。

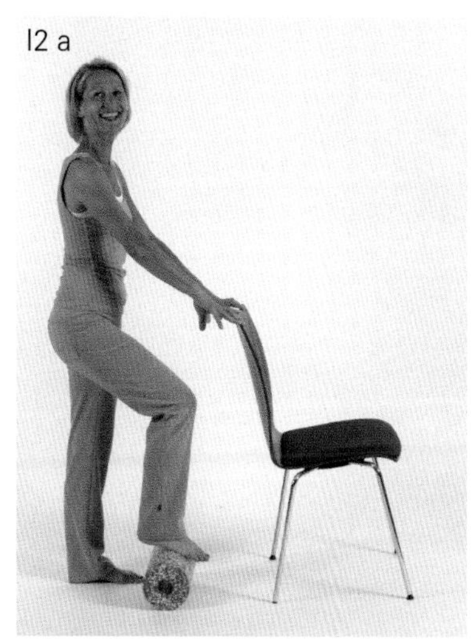
I2 a

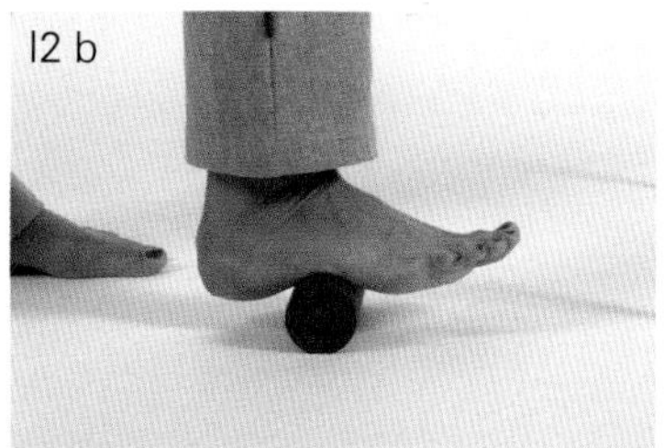
I2 b

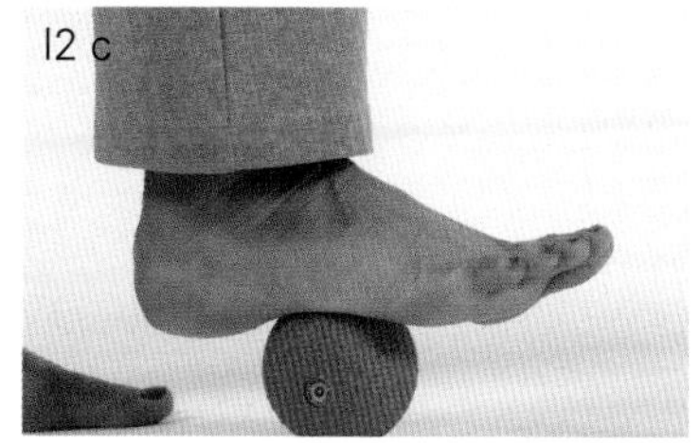
I2 c

I3　仰卧脚掌滚动按压

仰卧垫子上，手臂自然放在身体两侧，将一只脚的脚掌放在滚轴上。首先，不要施加压力，滚动脚掌（a）。您也可以将两只脚的脚掌同时放在滚轴上进行滚动。

进阶练习

双脚脚底均匀受力，收紧并抬起臀部，朝脚跟方向滚动泡沫轴或球（b）。

注意保持正确的下肢力线，特别是当您将另外一条腿伸向空中进行难度更高的替换练习时（c）。

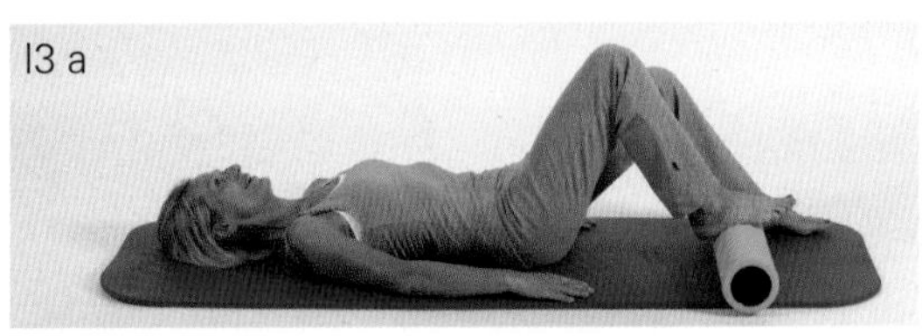
I3 a

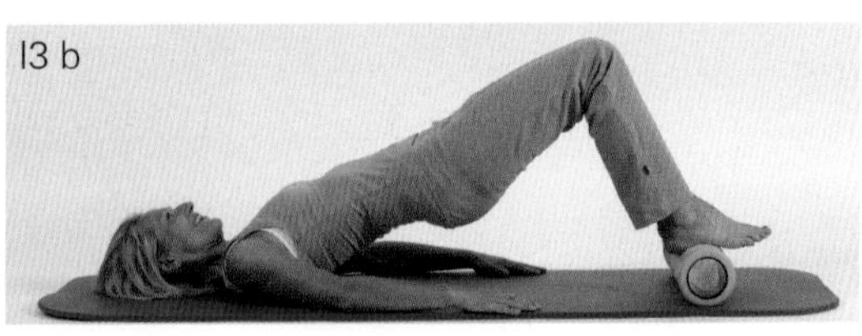
I3 b

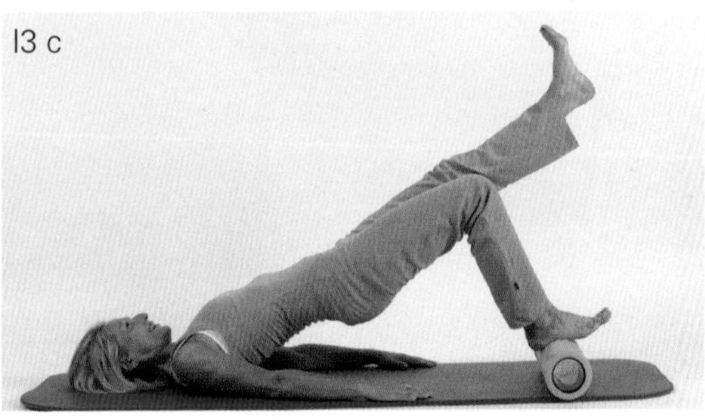
I3 c

小腿后侧筋膜训练

I4 坐姿小腿后侧滚动按压

坐在椅子上，用泡沫轴上下滚动按压小腿肌肉，先在内侧滚动两次，再在外侧滚动两次。敏感位置可以采用滚动或绕圈的方式针对性地按压。

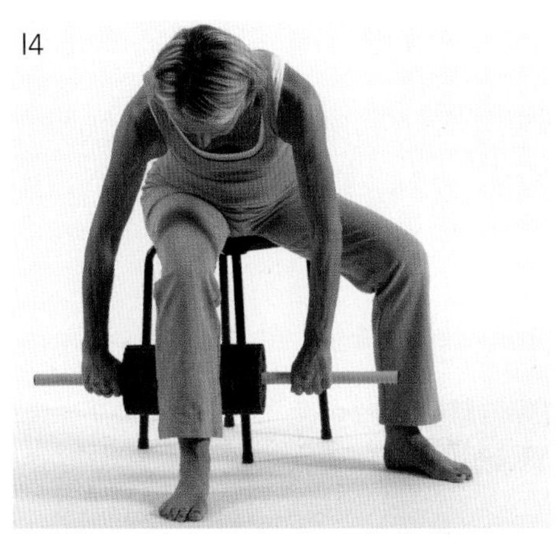

如果觉得坐着练习对小腿施压不够，也可以采用半卧位进行练习（I5a ~ d）。

I5 半卧位小腿后侧滚动按压

动作起始位置为半卧位，将泡沫轴放置于一侧小腿下方，另一条腿屈膝（a），逐渐从跟腱向膝关节后侧滚动泡沫轴。您可以把腿部和髋部抬起来增加对筋膜的压力（b），当您将一条腿交叉放在另一条腿上，而只滚动一边时，小腿的感觉也会更加强烈（c+d）。向内和向外转动脚尖，可以加大小腿内部或外部的压力。

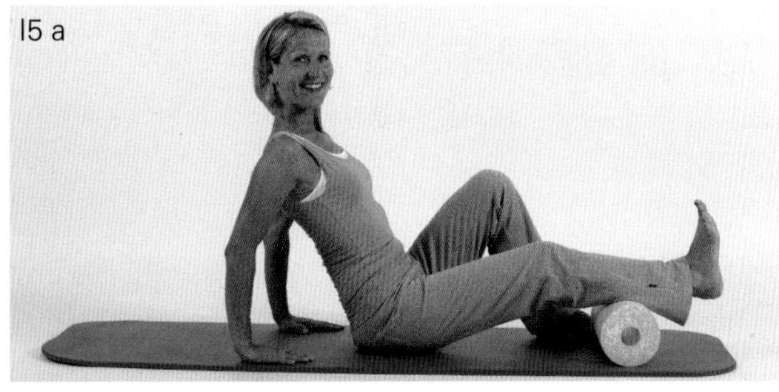
I5 a

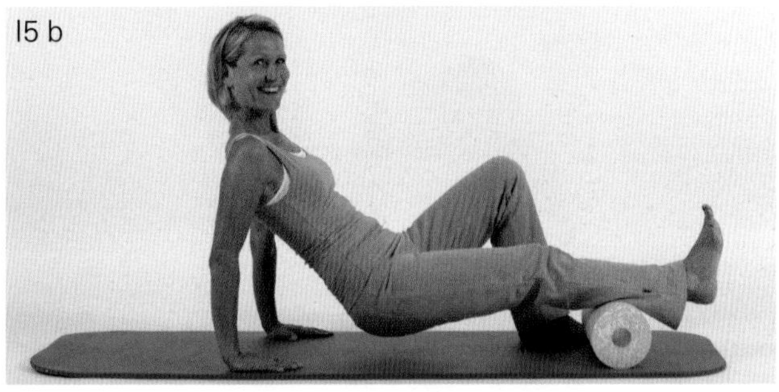
I5 b

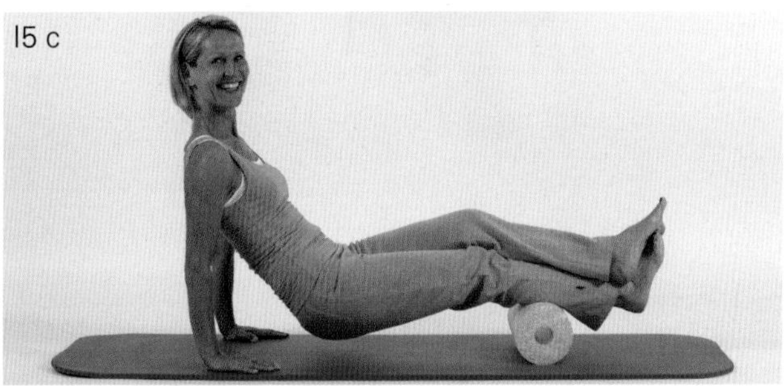
I5 c

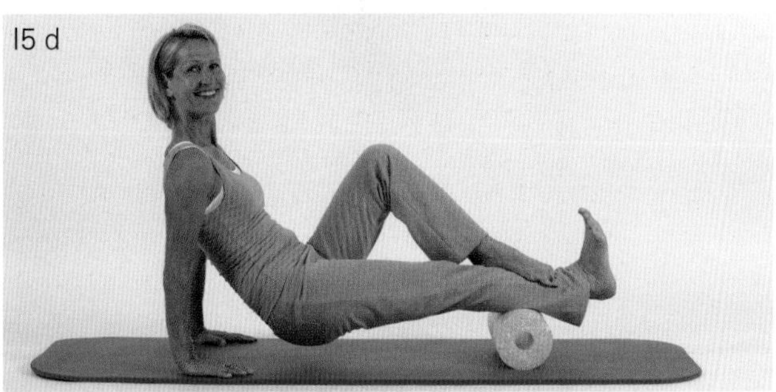
I5 d

提示

敏感点可以使用小号滚轴或滚球专门按压（e+f）。

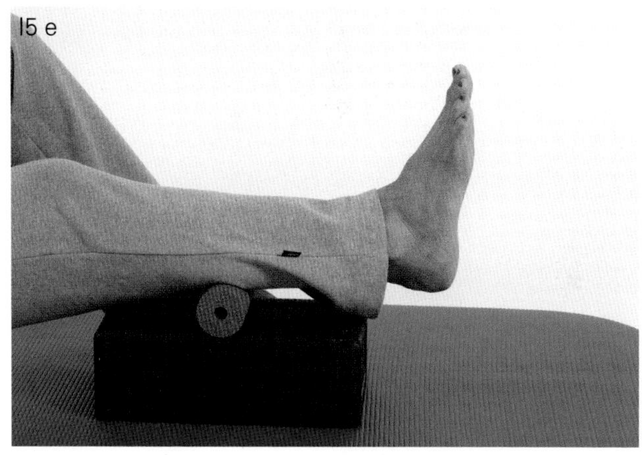

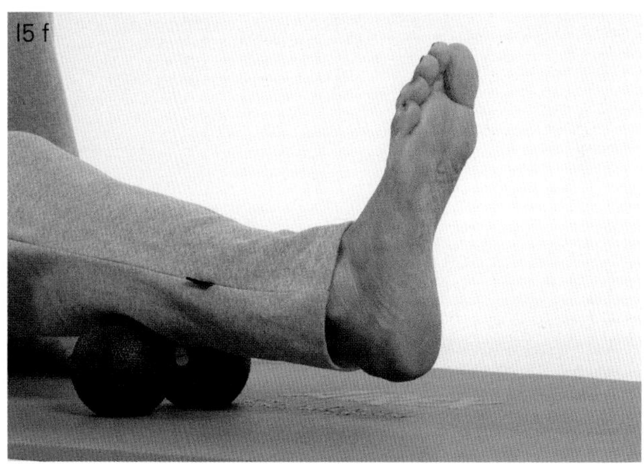

小腿前侧筋膜训练

I6 站姿小腿前侧滚动按压

单腿屈膝跪在较低的箱子或小桌上，小腿下放置一个泡沫轴。如有需要，请使用支撑物保持身体平衡。小腿压住泡沫轴，并从脚踝向膝关节方向滚动，然后再次向反方向滚动。为避免胫骨前缘承受太大的压力，滚轴可以在小腿两侧滚动。锻炼的过程中，膝关节不应有疼痛感。

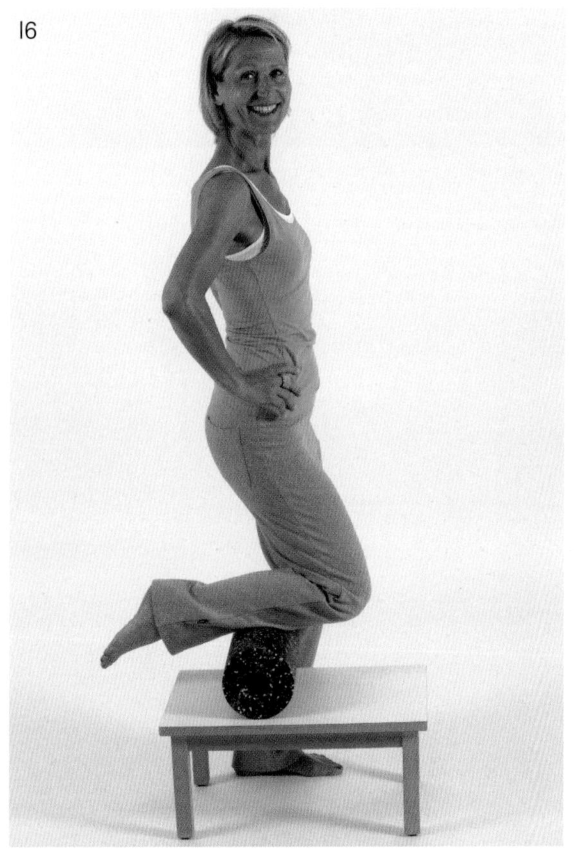
I6

I7 在健身垫上滚动按压小腿前侧

四肢撑地，将泡沫轴放在一侧小腿下方，并慢慢滚动按压小腿前侧。为避免胫骨前缘和膝关节承受太大压力，建议在小腿侧面滚动（a）。如需加大强度，可以将两条小腿都放在筋膜轴上（b）。如果压力仍然太低，则只需按压一只小腿，另一小腿交叉放在滚动按压的小腿之上（c）。

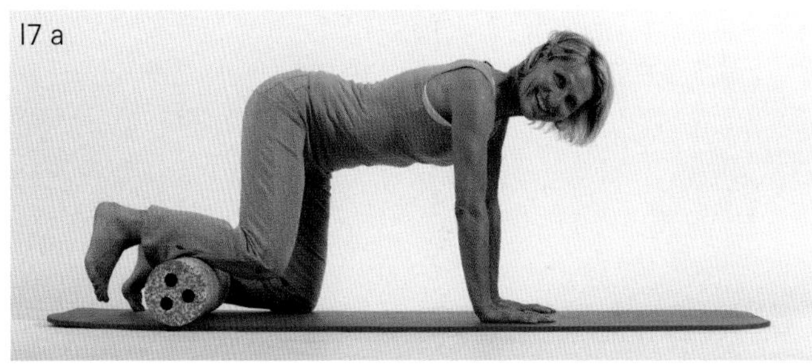
I7 a

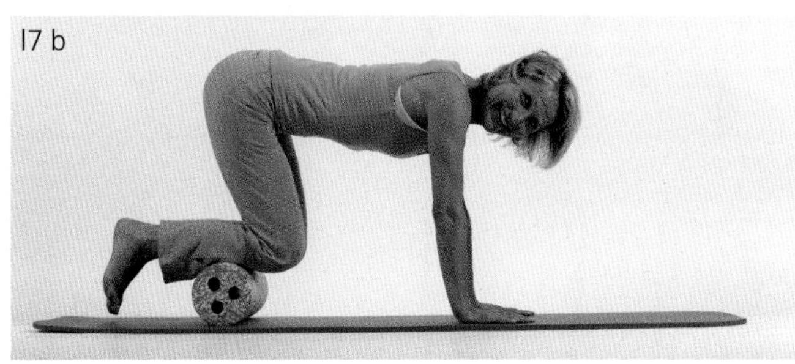
I7 b

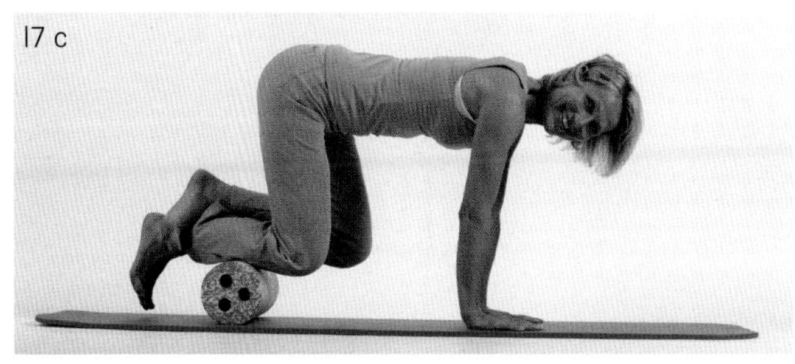
I7 c

大腿前侧筋膜训练

I8　坐姿大腿前侧滚动按压

坐在凳子上，先用泡沫轴从下往上滚动按压大腿前方肌肉两次（a），然后外侧两次、内侧两次（b）。敏感的位置可以通过滚动或绕圈的方式针对性地按压。这一训练也可以采用站姿，将一条腿放在凳子上进行。

I8 a

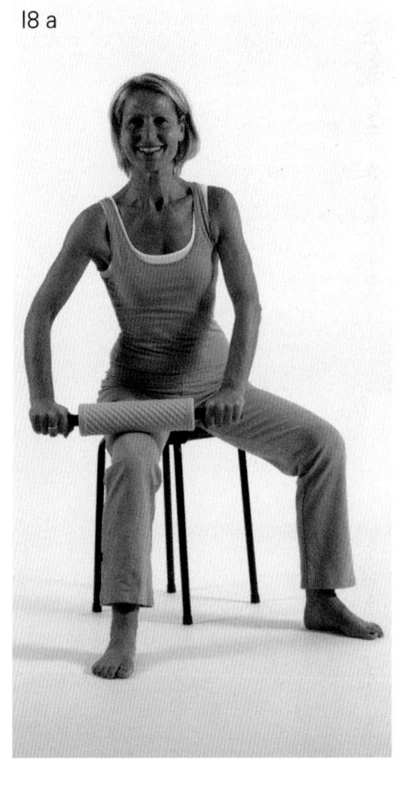

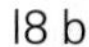

I8 b

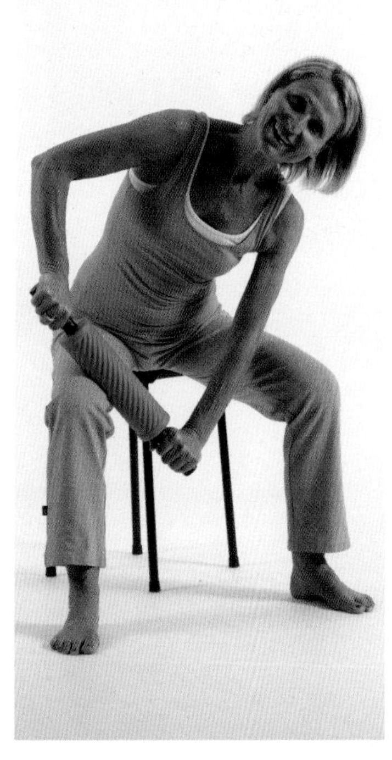

I9　在长凳上滚动按压大腿前侧

站在长凳或理疗床旁，用前臂和一条腿支撑身体，另一条腿的大腿前侧压住泡沫轴（a），并使其上下滚动按压大腿前部肌肉。

您也可以完全伸直手臂支撑，注意不要过分弓背（b）。

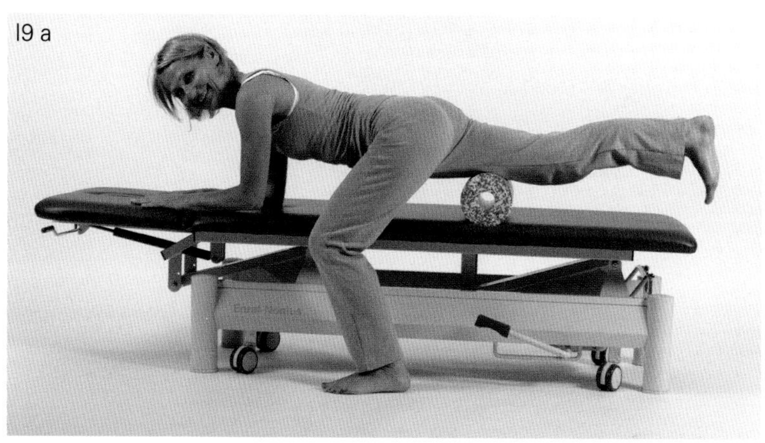
I9 a

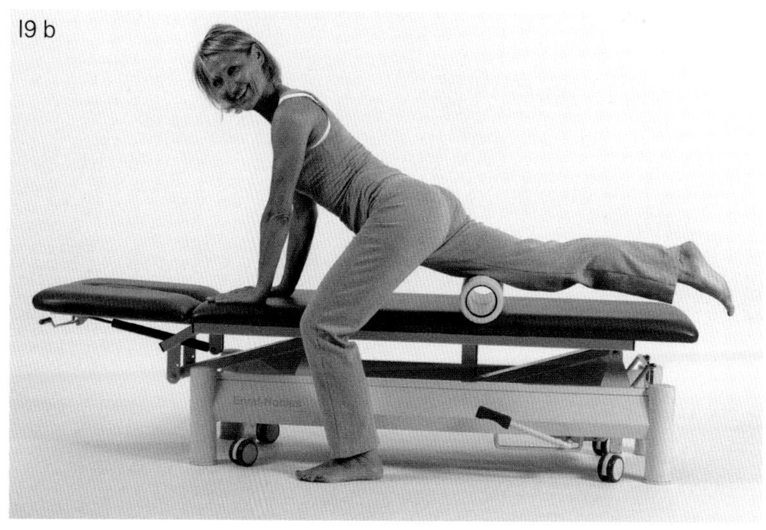
I9 b

I10 在健身垫上滚动按压大腿前侧

大腿前侧压在泡沫轴上，前臂支撑身体，保持肘部在肩关节下方（a）。缓慢滚动泡沫轴，注意保持自然而有节奏的呼吸，腹部收紧（不要弓背！）。

作为进阶练习，您也可以将一条腿交叉放在另一条腿上，而只滚动一条腿的大腿前侧（b）。

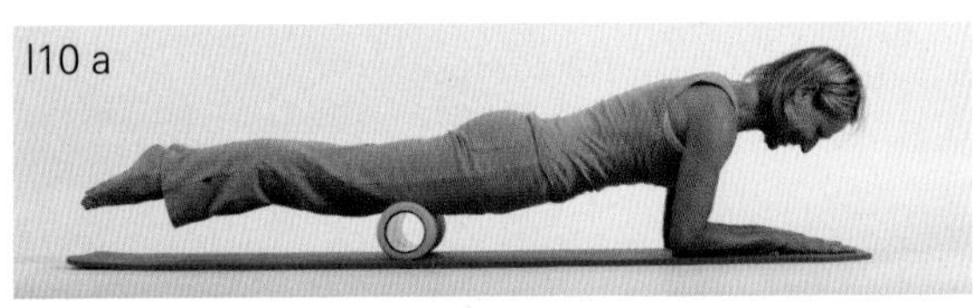
I10 a

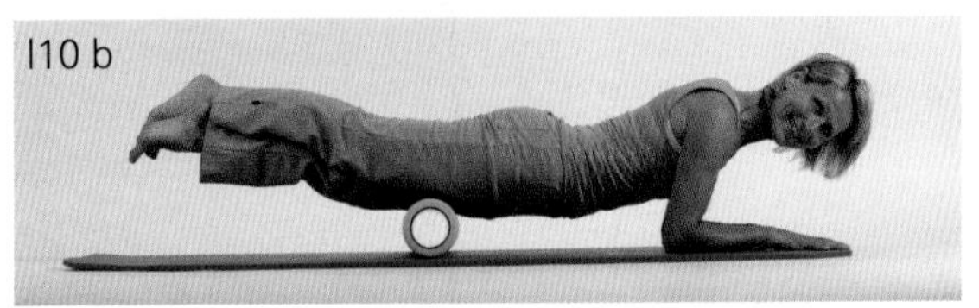
I10 b

大腿后侧筋膜训练

I11 在长凳上滚动按压大腿后侧

坐在长凳或理疗床的边缘，双手向后支撑身体。将泡沫轴放在大腿下方，膝关节自然屈曲（a）。也可以单腿落地支撑，手臂放在大腿前方（b）。将泡沫轴缓慢地在腘窝和臀部之间来回滚动，向内或向外转动脚跟。您可以有效地加强对大腿后侧深蹲肌肉内、外侧筋膜的滚动按压，还可以通过控制双臂和支撑腿的力量来调整泡沫轴对大腿筋膜的压力。

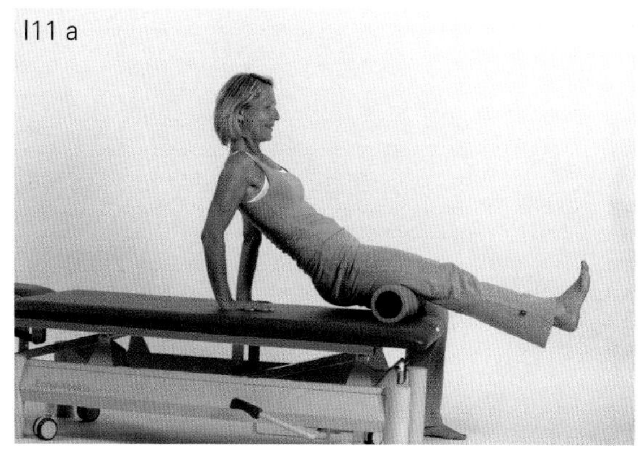
I11 a

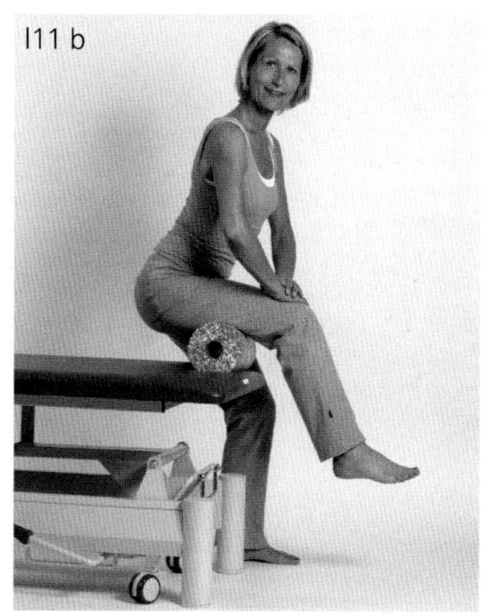
I11 b

I12 半卧位大腿后侧滚动按压

半卧健身垫上，双手向后支撑身体。一条腿屈膝，足底平放在垫子上。另一条腿放在泡沫轴上，臀部抬离垫子，增加大腿对泡沫轴的压力（a），在腘窝和臀部之间缓慢滚动泡沫轴，前后往复。通过向内或向外转动脚跟可以加强对大腿后侧不同部位的压力。

提示

双腿同时平放（b）或将一条腿交叉放在另一条腿上（c）可增强对大腿后侧筋膜的按压效果。

I12 a

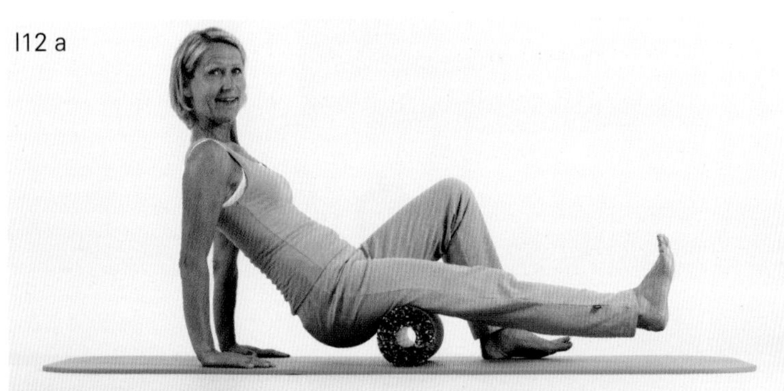

I12 b

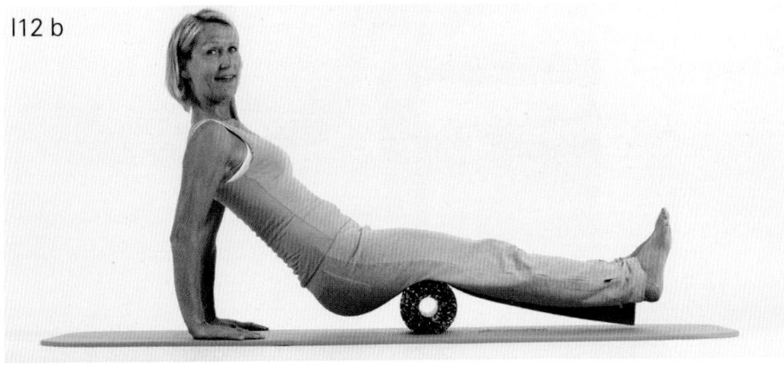

I12 c

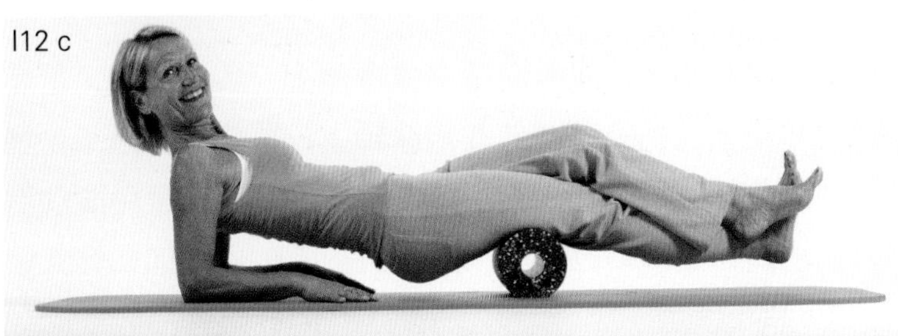

大腿外侧筋膜训练

I13　站姿靠墙大腿外侧滚动按压

侧身靠墙站立，将泡沫轴或泡沫球夹在墙和大腿之间，另一条腿稍微分开，可以增加身体对泡沫轴的压力（a+b）。交替屈曲和伸展双腿，滚轴或滚球在大腿侧面上下移动，起到按压整个大腿外侧直至臀肌筋膜的作用。对大腿上的敏感点可以减少压力（如股骨大转子）。

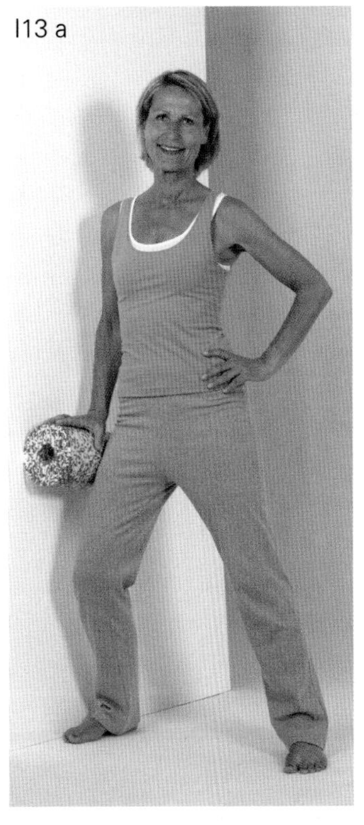
I13 a

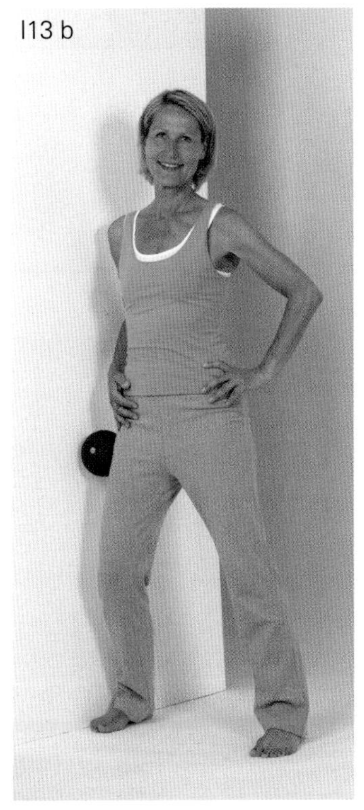
I13 b

I14 在垫子上滚动按压大腿外侧

侧躺，下方上肢支撑身体，上方上肢支在身体前面，手掌支撑地面。将泡沫滚轴放在大腿下方，另一条腿放到身体前面。膝关节屈曲 90°，足底平放支撑身体（a）。缓慢持续地将泡沫轴在膝关节和臀部之间来回滚动，按压大腿外侧筋膜。如果想要增加压力，可以将支撑腿放在按摩腿上（b）。

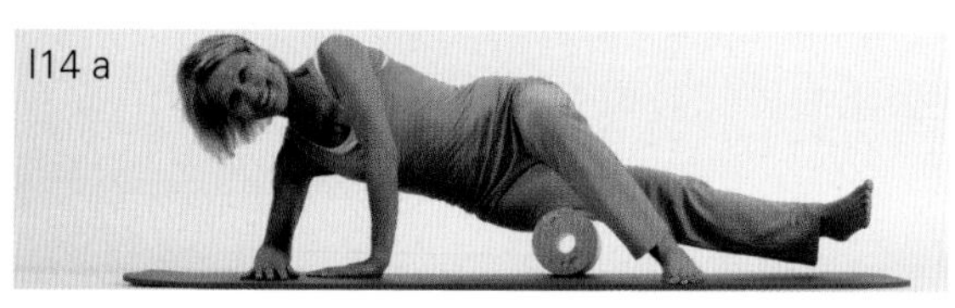
I14 a

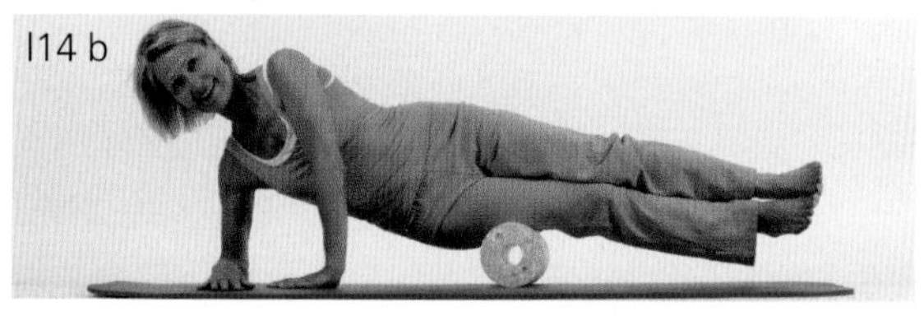
I14 b

大腿内侧筋膜训练

I15 在垫子上滚动按压大腿内侧

趴在垫子上，将泡沫轴斜放在大腿下方，前臂支撑身体。肘部放在肩关节下方。缓慢滚动大腿内侧，注意保持呼吸自然，核心收紧（不要弓背！）。

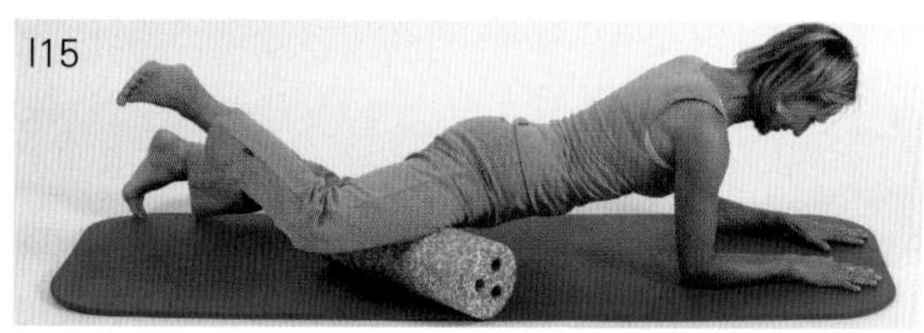
I15

臀部和下背部的筋膜训练

I16 臀部和下背部站姿滚动按压

背部靠墙站立，将泡沫轴夹在墙和臀部之间。双脚跟距墙体至少半米，以便使身体对泡沫轴能够施加一定的压力（a+b）。通过交替屈曲和伸直双腿，按压臀部和下背部的筋膜。您也可以调整身体姿势，以便按摩到臀部和下肋骨之间的整个区域。

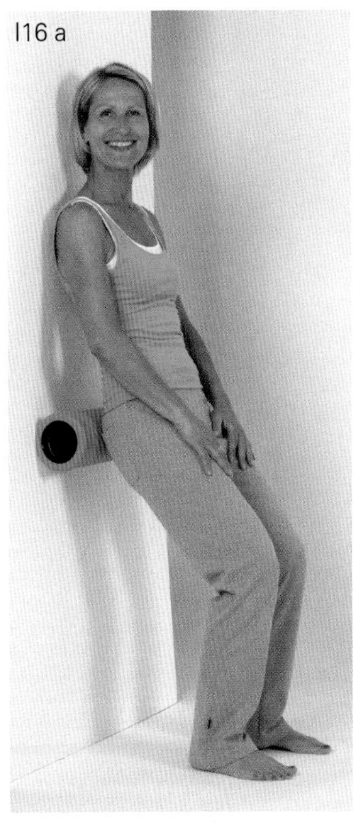
I16 a

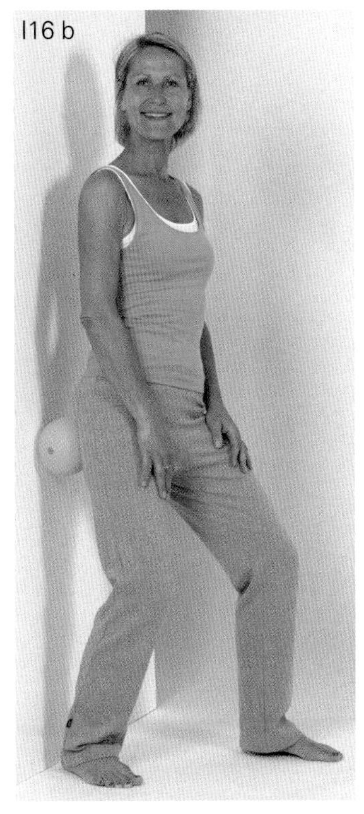
I16 b

I17 坐姿臀部滚动按压

泡沫轴放在矮桌或理疗床的边缘，注意坐具一定要放稳。坐在泡沫轴上，两只脚掌着地，稳定身体，坐位的高低能够决定大腿后方压力的大小。脚底发力，驱动身体前后移动，使泡沫轴对臀部筋膜产生按压作用。臀部偏左或者偏右坐，可以增强对不同区域的按压效果。

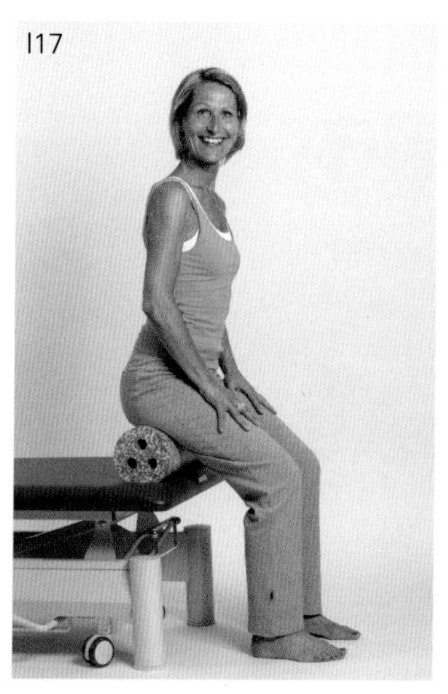

I18 在垫子上滚动按压臀部筋膜

半卧在垫子上，双手支撑在身体后侧。泡沫轴放在臀部下方，双腿控制您在泡沫轴上施加的压力（a）。脚底前后拉扯，可使得泡沫轴来回移动。臀部偏左或者偏右坐，可以增强对不同区域的滚动效果。进阶练习：身体完全坐在泡沫轴上，或者两条腿相互交叠（b+c）。

I18 a

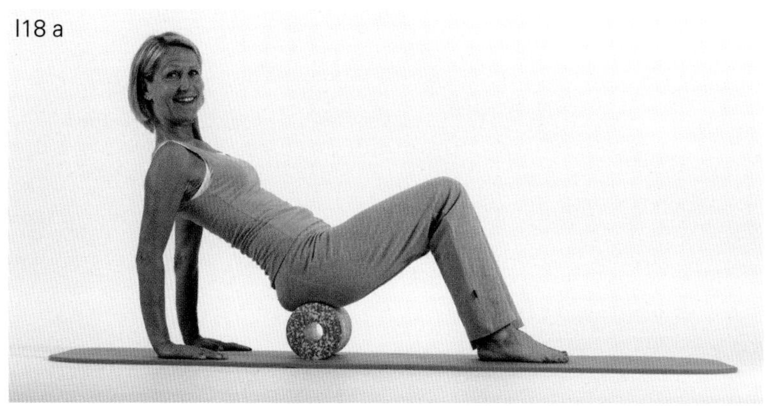

I18 b

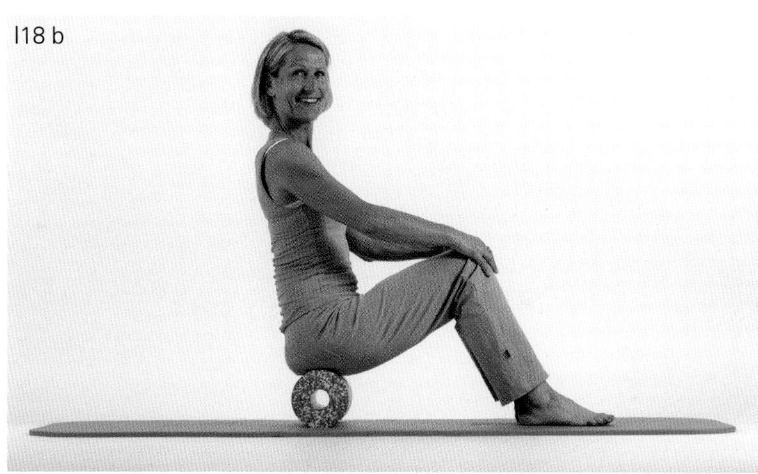

I18 c

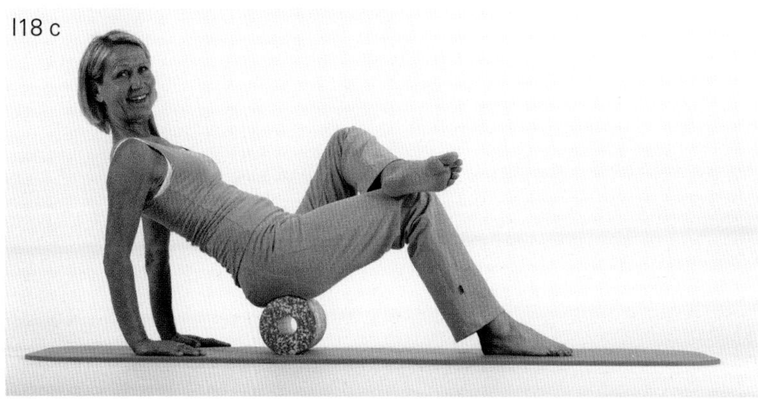

附　录

实践技巧

如何制订日常锻炼计划

我们将在以下几页中向您展示我们的训练计划。一个是针对初学者的前 6 周的训练计划，另一个是针对进阶者的后 6 周的训练计划。这两个计划表不仅可以为您为期 12 周的日常运动计划提供参考，还会鼓励您根据自己的喜好将本书中丰富的训练内容进行组合。如果您家有功率骑行台或泡沫轴，您还可以用这些器械来增加训练量。关于骑行台详细的训练指导可以在两个计划的末尾找到。

我们每次的“活力膝关节”运动计划时长为 15 ~ 20 分钟。在计划表格的第一列，列出了各项锻炼内容（如伸展训练或力量练习）的时长。分别为 1 ~ 6 周和 7 ~ 12 周制订的两组训练计划都只涵盖了基本的徒手训练；进阶练习者可以用难度更大的器械训练替代其中的部分内容。

训练好帮手：训练日记

我们在 217 页为您附上了一个训练日记表格，您可以在其中记录进行膝关节运动 2 个星期的各项身体状况、疼痛是否缓解以及您个人的运动经验。训练日记是您对自己有意识定期进行的自我观察，可以使您认识到，哪些日常压力或其他影响（包括您的锻炼）会加剧自己的关节问题，哪些对您和您的膝关节有益。这样，您的锻炼就会更具有针对性，避免可能出现的关节异常压力。

初学者：第 1~6 周　“活力膝关节”训练计划 1

目标	第 1 周	第 2 周	第 3 周	第 4 周	第 5 周	第 6 周
提高身体感知（3 ~ 5 分钟）	G1 感觉支撑面（167 页）	G1 感受呼吸（167 页）	G1 意识放松（167 页）	G 3 |4| 5 自我按摩放松训练（169 页）	G 6 推按疏通（170 页）	G 7 | 8 重力感知（172 页）
膝关节保护性活动（2 分钟）	B1 单腿骑自行车（78 页）	B2a,b 屈曲和伸展（79 页）	B3 俯卧剪式训练（79 页）	B4a,b 坐姿上下踮脚（80 页）	B5a,b 动动脚 1（81 页）	B6a,b 动动脚 2（81 页）
	B10a 摆动训练（85 页）	B10a 摆动训练（85 页）	B10a 摆动训练（85 页）	B10a 摆动训练（85 页）	B10a 摆动训练（85 页）	B10 a 摆动训练（85 页）
肌肉拉伸（4 ~ 5 分钟）	C1a,b 大腿后侧（99 页）	C5 大腿前侧（103 页）	C9 仰卧拉伸（106 页）	C8 大腿内侧（105 页）	C10a,b 小腿后侧（107 页）	C10c 小腿后侧（107 页）
	C9 大腿内侧（106 页）	C4 a,b 大腿后侧（102 页）	C6 大腿前侧（104 页）	C11 a,b 臀部屈肌（108 页）	C6 大腿前侧（104 页）	C2a,b 大腿后侧（101 页）
肌肉增强（6 ~ 8 分钟）	E1a,b 臀桥（127 页）	E1c,d,e 臀桥进阶训练（127 页）	E4a,b 膝关节周围肌肉（130 页）	E7 小腿肌肉（133 页）	E12a,b,c 靠墙训练（138 页）	E12d,e,f 靠墙训练（138 页）
	E2a,b 内脚背踢球（128 页）	E3a,b 外脚背踢球（129 页）	E5 侧卧剪刀脚（131 页）	E8a,b 膝关节向后屈曲（133 页）	E10a,b 伸膝训练（135 页）	E11a,b 按压小腿（136 页）
附加训练：骑行台	F 25 Watt 60 U/min 10 分钟	F 25 Watt 60 U/min 11 分钟	F 25 Watt 60 U/min 12 分钟	F 25 Watt 60 U/min 13 分钟	F 25 Watt 60 U/min 14 分钟	F 25 Watt 60 U/min 15 分钟

进阶者：第 7~12 周　　“活力膝关节”训练计划 2

目标	第 7 周	第 8 周	第 9 周	第 10 周	第 11 周	第 12 周
膝关节保护性活动（2 分钟）	B1 单腿骑自行车（78 页）	B5 a,b 动动脚 1（81 页）	B2a,b 屈曲和伸展（79 页）	B8a,b 卓别林式动作（83 页）	B3 俯卧剪式训练（79 页）	B9a,b 活动髌骨（84 页）
	B10a 摆动训练（85 页）	B10a 摆动训练（85 页）	B10a 摆动训练（85 页）	B10a 摆动训练（85 页）	B10a 摆动训练（85 页）	B10a 摆动训练（85 页）
肌肉拉伸（4 ~ 5 分钟）	C4 a,b 大腿后侧（102 页）	C 8 大腿内侧（105 页）	C1 a,b,c 大腿后侧（99 页）	C6 大腿前侧（103 页）	C1 a,b,c 大腿后侧（99、100 页）	C 12 a, b 臀部屈肌（109 页）
	C5 大腿前侧（103 页）	C10a,b,c 小腿后侧（107 页）	C9 大腿内侧（106 页）	C11a,b 跨步前压（108 页）	C5 大腿前侧（103 页）	C2a,b 大腿后侧（101 页）
平衡训练（4 ~ 6 分钟）	D1a,b 感知训练（112 页）	D1e,f 感知训练（113 页）	D2 一字步站立及替换练习（114 页）	D2 一字步站立及替换练习（114 页）	D5a 单腿站立（117 页）	D5c 单腿站立（118 页）
	D1c,d 感知训练（113 页）	D2 一字步站立（114 页）	D3a,b 前后摇晃（115 页）	D4a ~ d 交替踢腿（116 页）	D5b 单腿站立（117 页）	D5d 单腿站立（118 页）
肌肉增强（6 ~ 8 分钟）	E1e 臀桥及其进阶练习（127 页）	E1f 臀桥及其进阶练习（127 页）	E1g 臀桥及其进阶练习（127 页）	E5 侧卧剪刀脚（131 页）	E9a 平板支撑（134 页）	E6c 手部支撑及其替换练习（132 页）
	E4a,b 膝关节周围肌肉（130 页）	E12a 靠墙训练（138 页）	E12b,c,d 靠墙训练（138 页）	E 8a,b 膝关节向后屈曲（133 页）	E6a, b 手部支撑（132 页）	E9 b 平板支撑（134 页）
附加训练：功率骑行台	F 50 Watt 60 U/min 15 分钟	F 60 Watt 60 U/min 15 分钟	F 70 Watt 60 U/min 15 分钟	F 80 Watt 60 U/min 15 分钟	F 90 Watt 60 U/min 15 分钟	F 100 Watt 60 U/min 15 分钟

训练日记

月份	星期		
天数	我今天的身体状态：	今天“活力膝关节”这些练习让我感觉良好：	我的疼痛今天因为负重、练习或其他原因更厉害了：
1	1 2 3 4 5		
2	1 2 3 4 5		
3	1 2 3 4 5		
4	1 2 3 4 5		
5	1 2 3 4 5		
6	1 2 3 4 5		
7	1 2 3 4 5		
8	1 2 3 4 5		
9	1 2 3 4 5		
10	1 2 3 4 5		
11	1 2 3 4 5		
12	1 2 3 4 5		
13	1 2 3 4 5		
14	1 2 3 4 5		

正确的膝关节运动

如果您的膝关节有问题——例如患有由于韧带手术或半月板损伤导致的关节炎，那么您将在这里找到合适的运动作为参考。在您开始进行运动前，还应该咨询您的医生或物理治疗师寻求建议，并阅读本书的第 38 至 47 页。

非常适合的运动

水中慢跑 / 水中有氧运动	步行 / 远足
水的浮力减少了对关节的压力，水的阻力可增强肌肉。特制泳衣可以为您提供运动引导，并确保运动时的安全 水压可消减腿部血管充血，减少关节积液。注意：如果患有心血管疾病，运动前请先咨询医生	您可以调整步行距离、步速和坡度以适应各种需求。注意：超重、韧带或肌肉较弱会使膝关节承受更大的压力
登山	**单车**
为保护膝关节，一定要避免进行过于极端的登山运动，比如高达千米的攀登	包含功率骑行台 膝关节负荷交替变化可以促进软骨营养，尤其是在平地骑行或踩踏阻力较低时。由于车座能够分担部分体重，因此这项锻炼对膝关节而言比较温和
体操运动	**仰泳 / 自由泳**
体操能够增强无力的肌肉、拉长缩短的肌腱，从而可以有针对性地解决肌肉失衡问题，同时保护肌肉。您可以以卧姿或坐姿进行训练，这样就不会对膝关节造成压力	参见“水中慢跑”
越野徒步	**越野滑雪**
参见“徒步运动” 更多的好处：徒步手杖可以缓解腿部关节压力。可以使用到更多的肌肉群（如躯干和手臂肌肉）；这会消耗更多的卡路里并增加耐力	膝关节负荷的交替变化可以促进软骨营养。该运动是对力量、耐力、平衡和下肢力线稳定性的良好训练，前提是您要熟练掌握滑雪技术

在一定条件下可以进行的运动 *

保龄球	山地骑行	乒乓球 / 网球
重心在一条腿上，如果膝关节不稳，可能造成异常承重。因此，请始终注意保持正确的下肢力线	上坡时需要费力踩踏，这会对膝关节造成损伤。下坡行驶时，还很容易跌倒	极限的弓步和骤停会使不稳定的膝关节承受极大的压力
蛙泳	划船	排球
蛙泳的腿部姿势可能给许多关节造成损伤。自己尝试看看是否会造成不适	膝关节会很大程度地屈曲（远超 90°），这会引起关节的高压负荷，可能导致膝关节炎	跳跃和屈膝动作极易导致膝关节超负荷或受伤
滑冰 / 直排轮滑	高山滑雪	滑水
很容易跌倒。单腿承重时要注意保持正确的下肢力线	快速滑行和急停会使膝关节承受很高的压力和剪切力。因此，尽量适度运动，注意保护	很容易跌倒，十分不安全
高尔夫球	跳舞	风帆滑浪
发球时上半身会用力旋转，这会增加各关节部位的负重	舞蹈类型不同，旋转时对腿部产生的剪切负荷也不同。要保持正确的下肢力线	长时站立需要强壮的腿部肌肉和稳定的膝关节。站在冲浪板上会增加对膝关节的压力
慢跑	* 如果没有丰富的运动经验，我们不建议膝关节有问题的人群进行上述运动。而如果您在膝关节疼痛之前就进行着上述某项运动，那就得由医生决定，您在膝关节损伤状态下，是否还能继续这一运动	
跑步时，膝关节会承受 7 ~ 9 倍的体重；在不平坦的路上跑步时，很容易扭伤或跌倒		

不适合的运动

<table>
<tr><td>羽毛球
在较小的空间内急停急转，下蹲跳跃，这会增加跌倒或扭伤膝关节的风险</td><td>骑马
上下马背，膝关节需要极度屈曲并承受较大的压力。骑马还容易摔倒</td><td rowspan="6">竞技体育
所有能作为比赛项目的体育活动（田径运动、游泳、体操、拳击、摔跤，击剑、柔道、空手道、网球、划船、高山滑雪等）。对应于娱乐性运动，竞技运动通常意味着要进行极高强度的训练，目的在于突破身体极限</td></tr>
<tr><td>篮球
参见“足球”</td><td>（在陡峭的山地或大斜坡上进行的）
高山滑雪
急停或躲闪时，很难对膝关节进行有效控制，容易极度扭转，对关节产生极大压力</td></tr>
<tr><td>足球
大幅度跳跃会增加膝关节扭曲或摔倒的风险。大量急跑、急停和急转动作；与对手接触也有受伤的危险</td><td>单板滑雪
参见“高山滑雪”部分</td></tr>
<tr><td>举重
举升时突然增加的重量和强烈的身体屈曲会增加所有关节的压力</td><td>壁球
参见“羽毛球”部分</td></tr>
<tr><td>手球
参见“足球”部分</td><td>蹦床跳
跳跃和落地时会产生较大的冲击力，使腿部关节承受很大的压力</td></tr>
<tr><td>跳高
跳跃会对膝关节产生峰值压力。落地时也有扭伤的危险。</td><td>跳远
参见“跳高”部分</td></tr>
</table>

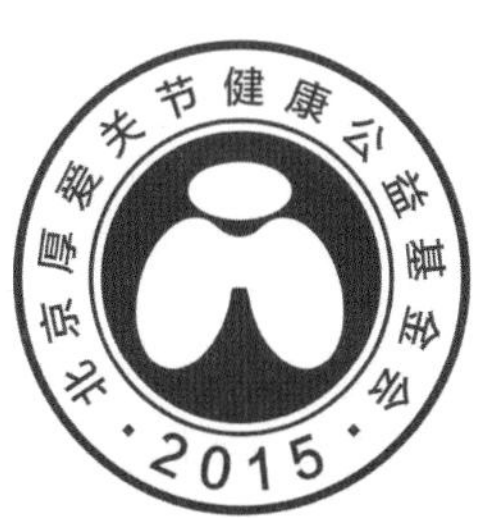

感谢北京厚爱关节健康公益基金会对本书翻译工作的支持。厚爱基金会长期关注关节健康，致力于为广大患者祛除病痛、助健康之完美，不断提高患者身体、心理和社会功能恢复水平。让广大骨性关节炎患者更好地参与并享受经济、社会、文化和政治发展，切实地提高生活水平和幸福感。